PREFÁCIO:
LEILA NAVARRO

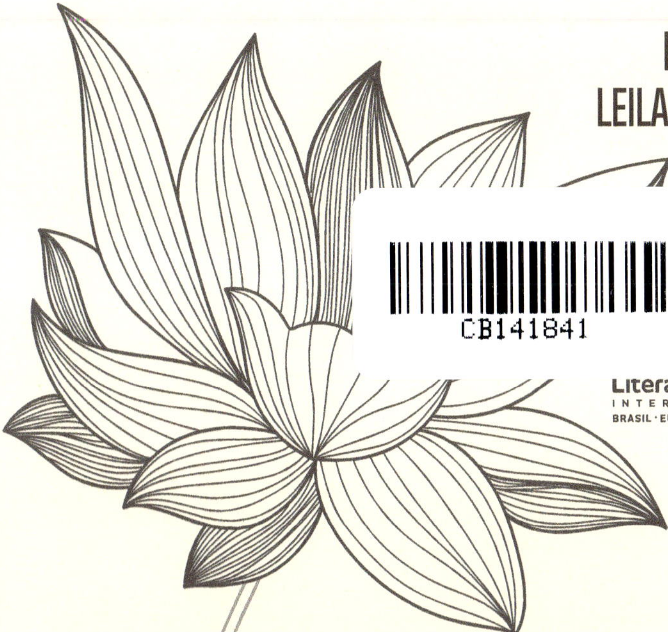

Literare Books
INTERNATIONAL
BRASIL · EUROPA · USA · JAPÃO

DENISE OLIVEIRA & RAQUEL BIBIANA

EXPANSÃO DE CONSCIÊNCIA

FICHA CATALOG

Prefácio: Leila Navarro

Quando Denise Oliveira e Raquel Bibiana me convidaram para prefaciar este livro, tive um *insight*! De alguma forma e por algum motivo, decidi buscar o significado da palavra consciência e me deparei com a seguinte definição: é o sentimento ou conhecimento que permite ao ser humano vivenciar, experimentar ou compreender aspectos ou a totalidade de seu mundo interior.

Consciência é o tipo de coisa que muita gente fala a respeito e acha que tem mas, na soma das ações, atitudes e comportamentos, é um negócio a se pensar. Dá para ter consciência quando estamos apegados a uma bolha social ou ao próprio ego? Cada dia fico mais impressionada com o mundo, com os acontecimentos, com as reações e relações entre os seres humanos!

Nada é por acaso! O Planeta Terra está numa fase de transição sem precedentes e esse movimento afeta tudo e todos. No alto da minha "adolescência sexagenária", percebo cada vez mais a importância de pensar fora da caixa e romper as bolhas, sem desprezar a relevância de manter um olhar para dentro de mim.

Pensar, refletir e atingir um nível mais profundo de consciência sobre a própria existência são potenciais únicos dos seres humanos, embora não seja isso que temos observado no dia a dia da humanidade. Fazer paralelos, experienciar e observar a conexão das coisas são exercícios interessantes para expandir a consciência de quem somos, onde estamos, para onde estamos seguindo.

Neste livro, as histórias de pessoas reais que evoluíram para um despertar e iniciaram um novo nível de consciência dá consistência à exposição das autoras. Durante a leitura vale a pena investir um tempo para uma reflexão profunda da própria condição.

Leitor, já adianto que passar página por página sem um olhar para o próprio interior é um desperdício. Existem cerca de 160 mil espécies de borboletas conhecidas no mundo. O tempo médio de vida entre as espécies pode variar entre duas e quatro semanas no estágio adulto — algumas têm apenas 24 horas de existência — a "visão" de mundo delas está relacionada ao seu tempo de vida. A maioria morre sem ter ideia das estações! Embora a estimativa de vida do ser humano já está para mais de cem anos, muita gente permanece no casulo, sem a real percepção das estações da vida, das transformações e da nova linguagem do mundo externo e, muito menos, do seu mundo interno.

Questionar, perguntar, descobrir são ações que nos diferenciam dos outros seres vivos, mas de que forma esse potencial humano tem sido utilizado? A vida acontece fora, mas o poder de transformação está dentro de nós. Estamos na era da realidade aumentada, realidade virtual, ética da inteligência artificial, tecnologia para cidades inteligentes, Metaverso e tantas outras evoluções e revoluções do século XXI que nos deixam confusos e distraídos! Qual é o nível de consciência que os seres humanos têm tido sobre sua própria vida e a realidade em que vive?

Neste livro, o leitor terá a oportunidade de transitar sobre diversas vertentes da própria consciência, direções para sair do automático e viver a vida na sua plenitude, conectado com sua história de vida. Segundo Osho, "a consciência é a maior alquimia que existe". Parabéns, Denise Oliveira e Raquel Bibiana por compartilharem a quatro mãos o resultado de estudos, observações e experiências sobre o tema expansão de consciência. Nas entrelinhas de cada página é possível perceber a paixão e propósito de impulsionar pessoas para sua evolução a partir da observância do próprio eu.

Apresentação: Raquel Bibiana da Silva

Olá leitor quero me apresentar a você e dizer sobre a expansão da minha consciência para escrever esse livro. Me formei na Puc Minas Coração Eucarístico no ano de 2014. No dia da minha colação estava grávida de 8 meses da minha filha mais nova Júlia. Durante a graduação fui desenhando o que seria meu principal trabalho pós curso. O despertar para a urgência da ressignificação do feminino na contemporaneidade. Lembro das minhas colegas de sala com olhar assustado que me viram grávida durante quase todo o curso. Em cinco anos tive meus três filhos.

Sou uma pessoa feliz contemplando a simplicidade do cotidiano e como a vida acontece. Desde que fui trabalhar como psicoterapeuta lido diariamente com o avanço de pessoas que buscam encontrar a chave para ser feliz e emocionalmente saudável. Este é o trabalho que venho entregando no consultório paciente por paciente há alguns anos. É fascinante perceber como o ser humano evolui com a contribuição de outro ser humano. Encontrar uma pessoa dentro dela mesma e devolvê-la a si é meu propósito de vida que é lindo e encantador.

Quando recebi o convite de escrever junto com minha professora Denise este livro senti naquela tarde que recebia um abraço, gostoso, quentinho e demorado. Oportunidade de expandir-me para além do espaço de escuta. Sala grande, arejada, ar condicionado bem geladinho, orquídea na mesa, livros na estante e uma média de 90 pacientes atendidos toda semana. Horas incalculáveis de escuta terapêutica, ajudando pessoas a lidar com alegrias e tristezas, passado e presente. Pessoas que aprendem a sorrir fácil, falar sem regras, biografias encaixadas na pele que habitam. Experiências individuais, únicas, marcadas pelo sentido que a subjetividade impõe.

Este livro terá alcances infinitos, ele foi escrito cumprindo propósitos. Guiado pelo criador que se permitiu expandir para criar o universo planetário que habitamos. Quero contar para você leitor o que vem a minha mente quando penso na palavra expansão. Para mim é um mergulho interno, profundo e intenso capaz de introduzir o ser humano em uma metamorfose de transformação.

Desejo a você que inicia este caminho conosco alcance agora a consciência de descrever para si mesmo o que esta palavra maravilhosa e forte, presente em nosso mundo desde a sua criação, significa para você. Neste material teremos algumas atividades terapêuticas e exercícios de expansão da consciência. Você poderá ter um caderno de apoio para fazer as atividades e assim deixar registrado todo o seu avanço em direção ao autoconhecimento a partir da sua história. Você pode utilizá-lo neste momento.

Pare, sinta sua respiração, pense e escreva o que significa a palavra expansão na sua vida. Certamente desde cedo você precisou lidar com possibilidades de expansão e retração na sua história de vida. Como diz uma paciente: "a gente segura uma vida inteira, chega uma hora que precisa soltar." Resgato agora uma atividade de expansão que fiz desde criança. Vou compartilhar com você querido leitor esta experiência que surge na minha memória agora. Sou nascida e criada no interior de Minas Gerais uma cidade conhecida como Caratinga famosa pelas plantações de café e mulheres bonitas, risos. Nasci e vivi lá até meus 18 anos. A estrada de chão era onde meus pés descalços conheceu a terra vermelha, o cheiro da chuva de outono, o inverno rigoroso do mês de maio.

A casa era pequena e a família grande, uma cama de casal servia de descanso para cinco crianças. O pedaço de carne maior era dos adultos e os bolos de aniversário eram sem confetes e velinhas. Fui significando os primeiros momentos da minha existência logo aos quatro, cinco, seis anos gostava de deitar no chão de cimento grosso, na terra vermelha do terreiro e nos montes de areia amontoados nos cantos da estrada. Todas as tardes eu e outras crianças deitava para contemplar o sol e as nuvens. Extasiava-me. A impossibilidade de tocar o céu e mesmo assim poder senti-lo. Céu azul cintilante, brilhante, aquela imagem não tinha início nem fim. Simplesmente existia e se colocava a minha disposição.

Sobre minha cabeça estava ele, o sol, todos os dias olhava para ele e pensava na minha ingenuidade infantil como eu poderia alcançá-lo. Obviamente haviam dias de sol, outros de chuva e trovões muito nebulosos. Um ensinamento bondoso gratuito do criador para a criatura a disposição desde sempre para todo ser que deseja entender sobre a vida. Da minha compreensão simples, fragmentada, infantil construí uma imagem firme do que é a vida hoje, entendendo que ela já estava sendo tratada dentro de mim. A natureza explica a vida na sua mais profunda expansão. E o céu? Amostra consciente que todo ser humano pode contemplar e refletir.

A vida de todos nós é pintada instante após instante. Recebemos gratuitamente minuto após minuto a possibilidade para expandirmos em felicidade, alegria e glória. Considerar possibilidades inexistentes. Pontos de vista construídos e refeitos. Gosto de dizer que para toda situação que enfrentamos existe mais de um caminho a disposição. Possibilidades abertas prontas para serem vistas.

Hoje vivi uma experiência muito incrível. Quero compartilhar com vocês. Minha mãe sempre gostou muito de um cantor famoso. O sonho dela era ir ao show desse cantor. Desde a infância eu a escuto cantar as músicas desse cantor. Vi uma divulgação de um show deste cantor e logo liguei pra ela. Vou colocar o diálogo na íntegra.

Eu: Mãe acabou de sair a divulgação de um show do seu cantor preferido. Eu posso comprar os ingressos pra gente ir? Vou dá-los de presente pra você.

Ela: não tenho vontade ir.

Eu: Mãe! Você tá brincando, né? Será em um local tranquilo, cedo, toda a plateia sentada e segurança especializada.

Ela: A minha dificuldade é a mala minha filha.

Eu: (minha mãe mora em outra cidade) Mãe! Vou buscá-la na rodoviária, eu carrego a mala. E se você preferir pode trazer uma bolsa pequena e ficar só de um dia para o outro. Mais não perca essa oportunidade mãe.

Ela: não minha filha você não entende. A mala não tem rodinha. Não é fácil de carregar.

Eu: Mãe! Eu compro uma mala de rodinha pra você se preferir. Sempre foi seu sonho é inacreditável pra mim! você não querer realizá-lo agora? Você só tem 65 anos, está com muita saúde, nem tem inchaço nas pernas nem hipertensão.

Ela: a mala é seu pai, é pesada e nem com rodinha dá pra puxar.

Ela ri muito quando finaliza essa fala. Naquele momento compreendi a complexidade de uma vida que foi muita expandida dentro do terreno demarcado pelo outro. E vocês querem saber do final? Eu conto. Não fomos ao show! Pelo menos por enquanto, não daquela vez.

Trabalhar com a consciência das pessoas requer muita humildade, reflexão e compaixão. Para escrever sobre esse tema precisamos olhar para o aspecto subjetivo que o circunda. A experiência de cada ser humano é única, irrepetível percebida através dos sentidos paladar, olfato, audição, tato, visão. A minha sensação de ver o céu azul passa pela percepção que carrego do mundo, meus aprendizados, minha história de vida, a forma como fui educada.

Não viemos aqui propor o fechado, mas o aberto. Te ensinar a contextualizar suas experiências, ter interesse pela sua vida. Trazemos nossas reflexões para o cotidiano, experiências de pessoas reais, acreditamos que precisa ser assim. Senão fica utópico, longe de se alcançar. Aqui temos um ser humano que toca outro ser humano.

Criei para mim uma definição de consciência. Consciência é tudo aquilo que não é inconsciente. A maneira subjetiva de experimentar tudo que existe em mim e fora de mim a partir da minha capacidade de refletir. Olhar e perceber o que não tá legal e mudar o mapa que construí ao longo de várias experiências. Vejo as histórias como mapas, onde cada pessoa sabe onde está o seu tesouro.

Vejo como as pessoas evoluem quando abrem o coração para dizer quem são, o que pensam, buscam e esperam. A expansão dos pontos de vista é um processo de reflexão. Caminhar sem pressa contemplando a paisagem por onde se anda. O primeiro recurso vem do coração. Abraçar a si mesmo, sentir seu corpo, sua mente. Saber o que as experiências te contam dia a dia.

Quando olho para o sol durante a minha caminhada matinal crio uma sensação a partir do que vejo e sinto. E o interessante é que cada dia o sol da manhã me conta uma história, porque já entendi que depende do meu ponto de vista e da minha experiência vivida. Conseguem compreender? Tem dias que ele está lindo, claro, brilhante, forte. Em outros me aquece demais, e há dias que nem quero olhar pra ele. Nas experiências cotidianas entramos em contato com um material psicológico fundamental. Encontramos respostas para perguntas existenciais, como: quem sou? Onde estou? Para onde vou?

Minha ideia até aqui foi trazer um pouco de história. História de menina da cidade pequena que busca seu espaço na cidade grande. Dentre tantas possibilidades escolhi estar aqui, neste projeto. Será o meu melhor e sei que tem muita gente que precisa dele. Aprendo com o que faço todos os dias, ainda bem. Senão a vida não teria sentido. Aprender é expandir.

Apresentação: Denise Oliveira

Sempre tive o sonho de ser escritora, desde pequena, escrevia poesias, e na fase adulta, quando frequentava lugares, me perguntavam se eu era Jornalista, pois eu sempre fui muito questionadora, adorava questionar e perguntar muitas coisas e meu pai, sempre falava para eu ter cuidado com tantas perguntas....

Atualmente, dedico-me à facilitação de cursos na área holística, tendo orientado e capacitado mais de 800 alunos em Access Consciousness®. Além disso, atuo como Palestrante e possuo uma sólida base educacional, tendo cursado até o 5º ano de Psicologia, complementada por diversos cursos especializados em autoconhecimento e práticas holísticas, no Brasil, no exterior e online. Quando decidi escrever esse livro, pensei em convidar alguns alunos, para escrever junto comigo, já que a ideia era trazer conteúdo sobre a expansão da consciência visto de alguns ângulos, ocorreu que durante o projeto, tive o chamado de convidar a querida Psicóloga Raquel e percebi que tudo se conectava na escolha, pois nossos trabalhos iriam se encaixar e tem sido bárbaro essa união.

A minha vida e infância passei por grandes desafios, sou Carioca e vivi boa parte da minha vida na Baixada Fluminense, com meus pais. Meu pai, embora não tenha tido a possibilidade de estudar, sempre me incentivou, sempre falava: "Filha, estude muito, o estudo e algo que nunca vão tirar de você" Venho de uma família humilde, meu pai era motorista de ônibus, e minha mãe dona de casa, sempre incentivaram os filhos a estudar e deram o melhor para mim e minha irmã. Meus pais já se foram para outro plano, tenho boas lembranças da infância, algumas não tão boas assim, mas o importante é o presente, a vida.

Sempre viajamos muito, íamos com frequência para MG, São Lourenço, região Sul do estado de Minas Gerais e como a vida, é, atualmente moro em Minas Gerais. Passei grande parte da minha adolescência no Sul de Minas, vínhamos nas férias e era bem divertido. Lembro que um dia estava muito frio, era julho época de férias em família, e era divertido e olha que eu não gosto muito do frio, mas estar em família, era muito aconchegante.

Meu pai fazia muito para nos agradar. Em várias vezes, fomos ao Parque das águas de São Lourenço, ali e tão lindo que parece que estamos na Europa, nos jardins, nesse momento escrevendo essas linhas, estou viajando junto com o leitor e sentindo o cheiro daquelas árvores e me emociono, extasiante.

Certa vez estava tão frio, que tive que comprar roupas de frio, e o café o chocolate da região... hum delicia. Eu já chegava no hotel e saia para a cidade, as vezes ficava triste com minha mãe que não queria sair do hotel, ficava no quarto, eu falava, vamos mãe sair.

Ela: não filha, estou com dor de cabeça

Eu: mas, mãe aqui é tão lindo, vamos aproveitar

Ela: não quero filha, não estou bem

Eu: está bem, e eu ia sozinha

Hoje, eu posso entender melhor, que era uma escolha, além dela trabalhar muito e querer um descanso, aquele era um momento dela, de não fazer nada, mas as vezes de se vitimizar também e criava a desculpa da dor de cabeça. Também íamos muito a praia na Região dos Lagos, a praia era mais divertida. Sou uma pessoa extremamente esforçada e dedicada, sempre gostei muito de ler, já cheguei a ler cerca de 3 livros por mês e creio que a leitura sempre nos ajuda a ter mais consciência e amplia nossos horizontes.

Meu objetivo ao escrever esse livro, foi passar minha trajetória ao longo de 7 anos atuando dando aula, e vivenciei muitas histórias de expansão da consciência com mais de 800 alunos, muitos foram se superando e aprendi com cada um deles, eu mesma me superei muito. Antes de dar aula, eu nem falava em público e hoje dou palestras, faço *lives* e estudo bastante.

Afinal, o que é expansão da consciência? É quando buscamos nos autoconhecer com perguntas, lendo livros, vendo filmes para nos conectar com nossa essência e descobrindo nosso propósito de vida. Acredito que cada um de nós tem uma missão nesse planeta e meu objetivo é ajudar as pessoas a encontrarem a missão e objetivo delas. Cada vez que nos conectamos conosco mesmo, encontramos uma nova possibilidade de vida e crescimento, pois aprendemos a cada dia com as pessoas, com a natureza, com a casa, com a vida, e o importante é estarmos abertos a criar, pois cada vez que abrimos nossa consciência, temos infinitas possibilidades pra vida

Estar aberto para vida é aprender a cada minuto.

Sumário

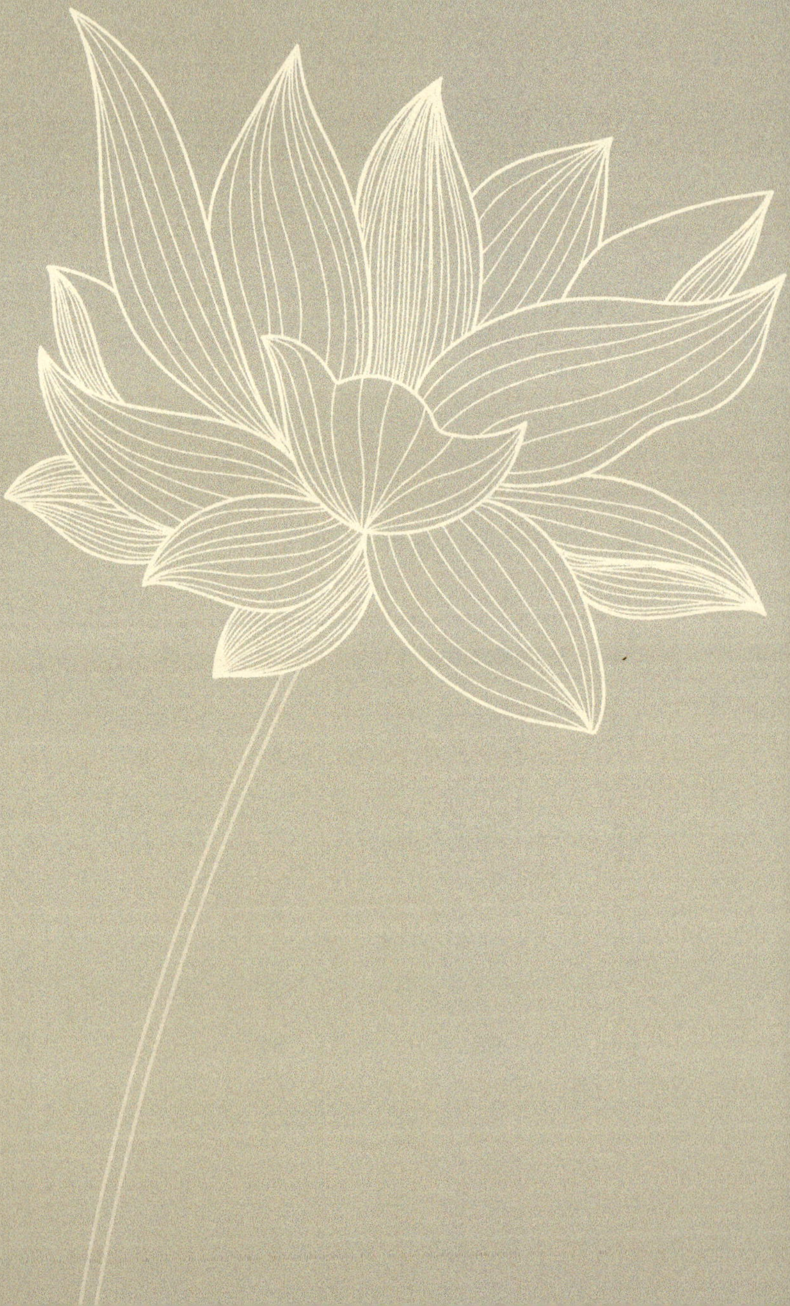

1.

EXPANSÃO DA CONSCIÊNCIA: O QUE É? PORQUE DEVO EXPANDIR MINHA CONSCIÊNCIA?

RAQUEL BIBIANA DA SILVA

A expansão da consciência é um processo que requer habilidade de perceber o que está ao seu redor. Preste atenção agora a sola dos seus pés. Talvez até o momento antes de você ler que era para prestar atenção você não estava atento a elas. Certamente você sentiu a sola dos seus pés esquentarem porque focou a atenção nela. A habilidade de observar suas atitudes, comportamentos e sentimentos trazem para si uma consciência.

Certa vez atendi uma senhora muito simpática. Vou chamá-la aqui de Mar. Para preservar a sua identidade troquei os nomes e mais alguns detalhes do caso. Mar tinha 58 anos seu filho mais velho por quem ela tinha muita admiração e mantinha uma conversa diariamente casou-se e saiu de casa. Mar chega à terapia sem recursos para lidar com aquela situação tão nova.

Chorava muito e sempre dizia a mesma coisa: "ele não vai voltar pra dormir, o quarto está vazio, não escuto a voz dele me chamando dentro de casa, não consigo fazer macarrão aos domingos desde que ele foi embora." Começamos o tratamento em psicoterapia e foram vários meses olhando para o espaço vazio e chorando sobre ele. Um dia resolvi perguntar pra ela, falei: Mar você já parou para pensar que você não é desnecessária a seu filho? O que você pode fazer por ele e pela sua nora nesta nova fase? Começamos a considerar os pontos de vista positivos daquele momento.

Consideramos a montagem de um novo espaço onde era o quarto do filho. Visitas, agrados. Um neto que chegou logo depois. Foi um processo de expansão tão forte que quando foi a vez dos outros dois filhos saírem de casa ela estava pronta. Considerando as possibilidades daquela fase especial. Os ganhos e não as perdas. Desde caso de consultório aprendemos sobre a importância de vigiar nossos Pensamentos. Um pensamento ruim pode desequilibrar toda uma história e somatizar doenças. Cuidar da realidade que criamos para nós mesmos diariamente.

É interessante mencionar neste contexto um filósofo Willian James autor pragmático da psicologia que fez uso de uma metáfora famosa "fluxo ou rio" antes citada por Heráclito há mais de 2000 anos. James comparou as experiências diárias de consciência a um fluxo ou rio que flui continuamente a despeito de ocasionais interrupções e mudanças de direção.

Para Heráclito tudo é movimento e nada pode permanecer parado, tudo se move, exceto o próprio movimento. A consciência nos possibilita conversar com o passado e o presente. Ela pode trazer movimento aos pontos de vista estagnados. Interessante viver com o propósito de consciência em cada momento. Dessa forma podemos evitar sintomas ansiosos porque trazemos o foco para a experiência de cada momento.

Aqui entende-se o desafio da clínica de casais e da educação dos filhos. Dois pensamentos não formam uma ideia. Mas podem formar uma terceira ideia nova e diferente. Um caso de consultório para você querido leitor compreender o conceito acima. Recebo um casal no consultório pra tratar sobre problemas sexuais na relação. Vou chamar o casal de Sr e Sra x. o Sr x diz: "somos muito parceiros no pagamento das contas mensais, na educação do nosso filho, limpeza e organização da casa.

Mais já não transamos há 6 anos, a gente começa com as preliminares e não temos sequência para o ato." Sra x imediatamente concorda com intensa certeza. Enquanto a sessão acontecia percebi que eles tinham razão no que colocavam ali com tanta sinceridade e parceria. Resolvi fazer uma dinâmica, dei a cada um deles um papel e pedi que escrevessem uma pergunta e respondessem. A pergunta foi a seguinte: O que quero sexualmente para mim nesta fase que estou? Ficaram bastante tempo pensando, com muita dificuldade conseguiram escrever algumas palavras.

Naquele dia entenderam que a ideia dele mais a ideia dela formava uma terceira ideia que não tinha sido considerada. Na obrigação cotidiana de cumprirem rotina e papéis, esquecidos de si mesmos acreditaram que o desejo tinha acabado. Compreenderam que o resgate a ser feito era do homem e da mulher que estavam a minha frente ambos implicados sobre o próprio desejo. Construímos juntos a expansão para a consciência de duas individualidades e uma conjugalidade. Extraordinária elaboração de uma relação que estava caminhando para o seu término.

O que se expressa na fala, ações e comportamentos do dia a dia é a essência da nossa consciência. Ela acontece a partir da realidade que criamos para nós todos os dias. A forma como eu me percebo no mundo é o primeiro caminho rumo a autodescoberta. A rocha do autoconhecimento é uma das possibilidades que temos para tratar os aspectos da nossa história. A vida acontece dentro de nós a partir do que temos consciência.

Há muitos anos vinha lutando comigo mesma para a prática de alguma atividade física. Observe a palavra que escrevi no início da frase lutando. A luta me conta que estou tentado fugir ou me afastar de algo que não é bom para mim. Lutei por anos, recorri a várias modalidades, natação, pilates, musculação, hidroginástica, boxe, caminhada, corrida, zumba, e nunca consegui permanecer em nenhuma delas por mais de 4 meses. Foram anos experimentando. Cheguei a conclusão por mais de uma vez que atividade física não era pra mim. Acordar cedo era uma tentativa frustrava de já começar o dia me culpando por não conseguir sair da cama. Conformei que viver sem fazer atividade física estava tudo bem.

"Quem olha para fora, sonha. Quem olha para dentro... desperta!"

Carl Jung

Após tantas tentativas frustradas na minha inconstância temperamental e indisciplina escrevi na minha tábua eterna que viver sem atividade física era estar feliz, contava pro meu cérebro todos os dias, ah! "você nem tem dor nas pernas, pra que encarar essa briga? Quando fiz 33 anos meus joelhos começaram a doer de uma hora para outra, me vi com dificuldades de calçar uma sandália de salto e subir escadas. Para chegar no consultório tinha escadas, minha casa tem dois andares.

Visitei médicos em busca de uma receita que não fosse a prática de esportes mais a sugestão era sempre a mesma: faça alguma atividade física que vai melhorar. Novamente estava ali diante da luta que se instaurava no meu corpo para a prática da atividade física. Lembro de fazer vários combinados comigo mesma, recompensas mentais, falas de poder, e nada funcionava. Confesso a vocês que até oração de força na igreja eu pedi pra conseguir.

Um dia me fiz uma pergunta: consciência me diga o que me impede de fazer atividade física. O que está certo dentro de mim sobre esse assunto que desconheço? Comecei a construir perguntas a cada dia que saía para o esporte, chegava em casa e escrevia as perguntas e respostas no diário. Foi assim por seis meses. Consegui criar um método de autoconhecimento e atividade física que vou gravar e compartilhar com as pessoas que tem a mesma dificuldade. Não cabe neste trabalho descrever o método. Mais o que posso contar é que hoje não tenho mais dor nos joelhos, faço esporte todos os dias e tenho muito prazer em acordar cedo e ir à academia.

Trouxe este exemplo com o objetivo de fomentar dentro de você a relevância e o poder que a consciência tem dentro de nós. Ela pode te favorecer ou desfavorecer, equilibrar ou desequilibrar. Ela é os pensamentos que você constrói sobre si mesmo a cada experiencia vivida. Qual a consciência você está alimentando dentro de você hoje? Qual verdade você conta pra si mesmo que constrói o medo que sente?

Dessa forma começamos a pensar o por que a consciência é tão importante. Conversar com sua mente e identificar a história que ela te conta a cada experiência. Recebemos diariamente o que a nossa consciência produz. A pergunta fundamental quem sou? Preciso ser respondida pensando no que a sua consciência te diz e não o que o outro fala sobre você. A consciência é um acordar dentro do corpo e da mente para ver quem somos a partir da observação constante do cotidiano nas nossas vidas.

Diariamente construímos pontos de vista sobre o que somos, buscamos infinitas formas de olhar para a nossa vida. Mais o que nos possibilita encontrar com nossa essência é a liberdade amorosa e criativa de nós mesmos. O despertar é como as células do corpo que se renova. É muito interessante observarmos o nosso corpo que passa por transformações o tempo todo. A cada alimento que ingerimos trazemos saúde ou doença para dentro de nós. A consciência do cotidiano nos comunica a prudência e a sensatez de construir bons hábitos. Deles dependem nossa saúde.

Quando nos conectamos conosco mesmo formamos um estado de presença calorosa e autentica com nosso interior. Daí surge a vida que nos convida a abrirmos para o que ela quer nos revelar. Passar pelo sofrimento dos momentos difíceis com a consciência de que todos os momentos devem ser vividos a luz do bem maior que cada situação nos conta. Não nos sentirmos inconvenientes e inadequados quando sofremos ou passamos por dificuldades.

Pense agora em um bebe, quando chora o que vemos por perto são adultos extremamente desconfortáveis com o choro, perguntando o que foi, balançando, mamadeira, no meu ponto de vista um show de intervenções para calar a voz de quem chora. Aprendemos desde cedo a nos sentir inadequados quando choramos. Não sabemos nos comportar diante da tristeza.

Esse sentimento também precisa ter espaço dentro de nós. A primeira orientação que dou em terapia é que o paciente reconheça seus sentimentos de tristeza, entenda suas causas e a aceite. Todo ser humano passa por sentimentos de tristeza, ela é uma das emoções básicas e universais. É impossível não sentir tristeza. Primeiro aceitar e depois enfrentar. Em terapia fazemos este processo com todos os sentimentos básicos, alegria, medo, raiva, tristeza e nojo.

Lágrimas aliviam, se você traz a consciência agora algo que te deixa triste, pegue seu caderninho e tome nota da sua tristeza. Se faça uma pergunta. O que ainda preciso considerar sobre a tristeza dentro de mim que estou com dificuldade de aceitar? Você pode fazer o mesmo exercício para todas as emoções básicas.

2.

EXPANSÃO DA SUA CONSCIÊNCIA PARA O DIA A DIA: OBSERVE, REFLITA E SAIA DO AUTOMÁTICO

Denise de Assis Oliveira

A maioria das pessoas vive em um estado de "piloto automático" onde agem e reagem aos estímulos do dia a dia de forma automática, sem parar para pensar nas consequências ou no significado das suas ações. No entanto, o piloto automático pode nos impedir de ver as coisas como elas realmente são e nos levar a tomar decisões erradas.

Por exemplo, imagine que você esteja caminhando na rua e veja uma pessoa pedindo esmola. Você pode simplesmente ignorá-la ou até mesmo xingá-la, sem parar para pensar na história por trás daquela pessoa. No entanto, se você parar para observar e refletir sobre a situação, talvez você perceba que aquela pessoa está passando por um momento difícil e precisa de ajuda.

Outro exemplo, um amigo, um cliente ou aluno faz uma pergunta e você se questiona, porque ele está fazendo uma pergunta tão boba, porém o que é 'BOBO" para você, não é para ele, portanto, quando nós nos colocamos no lugar do outro, vemos uma história totalmente diferente, já que nos conectamos com pessoas, com sua essência e muitas vezes, o cliente, precisa de ser observado, de um abraço.

Ao sair do piloto automático e passar a observar o mundo com mais consciência, podemos nos tornar seres humanos melhores. Isso não significa que precisamos fazer grandes coisas para mudar o mundo, mas sim que pequenas atitudes podem ter um impacto positivo nas nossas vidas e nas vidas das pessoas à nossa volta.

A importância de estar presente no agora Quando estamos presentes no agora, estamos mais conscientes de nós mesmos e do mundo ao nosso redor. Isso nos permite ter uma experiência mais rica e plena da vida. Quando nos concentramos no presente, também ficamos mais abertos para o que está acontecendo ao nosso redor e para as pessoas com quem estamos interagindo. Além disso, a presença no agora nos ajuda a lidar melhor com as dificuldades e as preocupações do dia a dia. Em vez de ficarmos presos em pensamentos negativos sobre o passado ou o futuro, podemos focar nossa atenção no que está acontecendo agora e nas soluções para os problemas que enfrentamos.

As distrações da vida moderna e como elas afastam a consciência

A vida moderna está cheia de distrações que nos afastam da consciência. São os barulhos constantes, a mídia e a tecnologia, as preocupações e os problemas, as pessoas e as relações. Tudo isso nos desvia do presente e nos impede de estar totalmente conscientes.

Precisamos aprender a lidar com essas distrações e não deixar que elas nos afastem daquilo que é realmente importante na vida. Para isso, precisamos estar atentos e observar o que está acontecendo ao nosso redor. É preciso refletir sobre o que é importante para nós e o que realmente merece nossa atenção.

Só assim conseguiremos sair do automático e estar presentes na vida, plenamente conscientes do momento presente. Vocês já repararam, quantas pessoas, casais estão conectadas com o celular no jantar em família, almoço ou em até em passeios? Enfim, a vida moderna nos tira do nosso momento em familiar e nos desconecta.

Aprendendo a ouvir o corpo e as emoções

Somos seres humanos complexos, capazes de processar e sentir uma infinidade de coisas ao mesmo tempo. Aprender a ouvir o corpo e as emoções é essencial para que possamos nos conectar com a nossa essência e viver de maneira mais plena e consciente.

O corpo é o nosso principal instrumento de percepção do mundo exterior e, ao mesmo tempo, o meio pelo qual expressamos as nossas emoções. Por isso, aprender

"QUANDO APRENDEMOS
A NOS CONECTAR COM
O CORPO E AS EMOÇÕES,
PASSAMOS A TER UM
MAIOR CONTROLE DA
NOSSA VIDA E DAS
NOSSAS ESCOLHAS"

a ouvir o corpo é fundamental para que possamos entender o que está acontecendo dentro de nós.

As emoções são mensagens importantes que nos enviam informações sobre o que está acontecendo no presente e também sobre o que precisamos resolver no passado. Aprender a interpretar essas mensagens pode ser um grande desafio, mas também uma das chaves para uma vida mais plena e consciente.

Quando aprendemos a nos conectar com o corpo e as emoções, passamos a ter um maior controle da nossa vida e das nossas escolhas. Isso porque somente quando estamos atentos às mensagens que recebemos podemos tomar decisões conscientes e coerentes com o que realmente queremos para nós mesmos.

Sempre converse com seu corpo e você verá suas emoções e seu corpo se conectando com você

Observando os pensamentos e as crenças

Nossos pensamentos e crenças são o que nos guiam através da vida. São os pilares em que construímos nossa realidade. Ao observar os pensamentos e as crenças, começamos a questioná-los e, eventualmente, a modificá-los. Isso nos leva à consciência de que somos seres mais complexos do que imaginávamos e capazes de escolher como queremos viver.

Os pensamentos são como nuvens que flutuam pelo céu da nossa mente. Às vezes, eles são claros e luminosos; outras vezes, são densos e escuros. Eles podem ser transitórios ou persistentes. Alguns pensamentos nos trazem alegria; outros, tristeza; outros ainda, medo ou ansiedade.

As crenças são os fundamentos sobre os quais erguemos nossa realidade. Elas podem ser conscientes ou inconscientes, racionais ou irracionais. Algumas crenças nos servem bem; outras nos limitam. Algumas crenças são flexíveis; outras, rígidas.

Ao observarmos os pensamentos e as crenças, começamos a questioná-los:

"Será que isso é verdade?" "Isso me serve?" "Isso me limita?" "Quero continuar acreditando nisso?" Essas perguntas nos levam à consciência de que somente nós podemos respondê-las. Somente nós podemos decidir o que queremos pensar e acreditar. Ao fazer isso, assumimos o poder de criar a realidade que desejamos viver.

Escolhas conscientes para uma vida mais plena

Nós fazemos escolhas todos os dias da nossa vida e às vezes nem nos damos conta disso. Escolhemos o que comemos, o que vestimos, com quem passamos o nosso tempo e até mesmo o que pensamos. Mas, será que estamos realmente conscientes dessas escolhas? Ou estamos apenas seguindo o piloto automático?

Para uma vida mais plena e consciente, precisamos estar atentos a cada escolha que fazemos. Observe as suas escolhas do dia a dia e questione-se se elas realmente são as melhores para si. Não deixe que o piloto automático assuma o controlo da sua vida!

Algumas dicas para escolher de forma consciente:

Pare para pensar: Antes de tomar qualquer decisão, pare para pensar no assunto.

O que isto significa para mim?

Quais são as consequências desta escolha?

Estou a tomar esta decisão por mim mesmo(a) ou por alguém mais?

Escute o seu corpo: O seu corpo é um grande aliado na hora de tomar decisões. Preste atenção à forma como se sente física e mentalmente antes e depois de tomar uma determinada decisão. Se sentir ansiedade, stress ou qualquer outra emoção negativa, talvez esteja a tomar a decisão errada.

Siga a sua intuição: A sua intuição é um guia importantíssimo na hora de tomar decisões. Se tiver um pressentimento ruim sobre algo, é provável que esteja certo/a. Portanto, não ignore a sua intuição! Ela sabe sempre o que é melhor para si.

Práticas para expandir a consciência no dia a dia:

Observe, reflita e saia do automático.

A vida moderna é uma série de rotinas e atividades mecânicas que nos impedem de estar presentes e conscientes do que estamos fazendo. Por isso, é importante reservar um tempo para as práticas que nos permitam expandir a consciência e estar mais presentes no dia a dia.

A primeira prática é simplesmente parar e observar o que estamos fazendo, prestando atenção às sensações corporais, à respiração e aos pensamentos.

Esse momento de parada pode ser breve, mas nos permitirá tomar consciência do automatismo em que vivemos e despertar para o presente.

Outra prática interessante é registrar o que observamos durante o dia em um caderno ou em um arquivo no computador. Isso nos ajudará a ter uma visão mais ampla da nossa vida e dos nossos hábitos, além de ser um bom exercício de memória e atenção.

Também podemos utilizar técnicas de meditação ou relaxamento para chegar à plena consciência do corpo e da mente. Essas técnicas nos permitirão libertar os pensamentos negativos, as emoções perturbadoras e os sentimentos nocivos, além de contribuir para um estado geral de bem-estar.

A expansão da consciência é um processo contínuo e que requer esforço e atenção. Por isso, é importante estar atento a todos os momentos do dia a dia, e buscar sempre a reflexão como forma de crescer enquanto indivíduo

3.

CONECTANDO COM SUA HISTÓRIA DE VIDA

RAQUEL BIBIANA DA SILVA

Respire profundamente. Aceite plenamente o que você está sentindo agora. Talvez você fique alegre ou desconfortável neste momento. Simplesmente aceite. Aceitação plena do que te pertence. Encontre paz. Como diz Friedrich Nietzsche "Nunca é alto o preço a pagar pelo privilégio de pertencer a si mesmo."

Trataremos neste capítulo a expansão sobre a sua história de vida. Começo explicando sobre a importância que a história tem para a humanidade desde os tempos mais antigos elas são contadas. O homem constrói seu tempo a partir de uma história do passado.

Aqui chamo a atenção para a importância de você tomar consciência sobre sua história de vida e a realidade criada a partir dela.

É a peça principal do quebra cabeça encaixar a sua história dentro de você. No processo terapêutico tratamos a elaboração da história de vida a partir de fatos trazidos do passado, comunicados com os olhares do presente, conectamos com novos olhares e perspectivas antes não observadas. O silêncio enraíza os fatos em nós. A fala mobiliza, produz movimento, retira coisas de um lugar e encaixa em outro. É simplesmente fascinante ver como a biografia ganha espaço na pele que a habita. A fala sobre a dor a reescreve. O ser humano vive e se alimenta de histórias. Outro dia um paciente me falou cada um de nós vive sua história e tem sua luta e ela precisa ser ouvida.

Diariamente você conta sua história para o vizinho, a moça do caixa do supermercado, o estranho que te pede uma informação, o mecânico que concerta o carro. Tudo que você experimenta é vida e nela esconde uma história. Tome consciência agora da frase acima. Repito: tudo em você conta uma história, seu corpo, a forma que se veste, o porque está vestido com essa roupa e não com outra, os "pés de galinha" dos seus olhos, a cor dos seus cabelos, seu tom de voz, emoções, gestos, a casa onde mora tudo é história.

Percebo na clínica a importância que as emoções positivas tem na história de vida de cada pessoas. Elas têm a função de equilibrar os pensamentos negativos que tantas vezes crescem de forma desordenada. As forças internas positivas perdem espaço e ficam esquecidas. O negativo e pessimismo é reforçado nas experiencias.

Culturalmente a educação acontece a partir de correções e críticas, desde cedo as crianças são expostas a gritos e sermões para "concertar" comportamentos difíceis. O elogio e positivo infelizmente não tem a mesma força que o negativo. Existe uma urgência para o mundo começar a enxergar o positivo de cada experiência. Chamo aqui de experiência tudo que nos acontece no dia a dia desde a simplicidade de um café da manhã, até uma viagem para outro país. Certa vez viajava com meu marido e meus filhos para o interior e vi uma frase escrita em um caminhão: a vida é uma grande experiencia: aproveite a viagem.

Aquela frase me tocou profundamente e desde então aprendi uma lição que ensino a meus pacientes. Tudo faz parte de um experimento, podemos aprender e crescer com cada erro e acerto que temos. Nesta ideia de vida como experiência trago a vocês a frase do filosofo Soren Kierkegaard "a vida não é um problema a ser resolvido, mas uma realidade a ser experimentada." Ponto de vista muito interessante pensar que tudo na vida pode ser visto como um aprendizado ou ganho. Cada situação e acontecimento será para nós uma ferramenta poderosa de autocura, autogentileza e autocompaixão.

A autocura é um processo que possui vertentes físicas e espirituais ela ensina que o ser humano tende a buscar o equilíbrio. Ou seja, o corpo humano trabalha constantemente para se manter saudável em todos os níveis. Entendo que pensamentos ruins também são uma justificativa do cérebro para se manter o corpo e a mente dentro de um equilíbrio.

A autogentileza é um elemento essencial da autocompaixão. Entender que você pode ser gentil consigo mesmo. Olhar para o sentimento do passado e presente e dar a ele o tempo suficiente para responder com amor e gentileza.

Se você não consegue ser gentil consigo mesmo acontece um bloqueio da sua energia vital. A autogentileza não te deixa preguiçoso, mas te coloca em estado de alerta consciente. Ela te avança e te envolve na sua própria história.

Por fim quero te falar da autocompaixão a melhor definição que já vi deste termo está no livro manual de *mindfulness* e autocompaixão. Farei a citação na integra. "autocompaixão envolve tratar a si mesmo da forma como você trataria um amigo que está tendo dificuldades- mesmo que seu amigo tenha cometido um erro ou esteja se sentindo inadequado ou esteja apenas enfrentando um momento difícil na vida."

Estas três compreensões são fundamentais para a compreensão da sua história de vida. As traga como aliados internos em vez de usá-las para o mundo a sua volta comece agora mesmo a ler sua vida a partir destas combinações.

Na minha constatação clinica percebo que os pacientes se estranham quando me contam uma situação e eu proponho a eles que pensem no acontecimento na terceira pessoa como se fosse um amigo que estivesse vivendo tal situação é interessante como o sentimento de autocritica, recriminação e julgamento se transformarem em parceria, autobondade e empatia na mesma hora.

Considero que nesse momento você já deve estar pensando o quanto você já foi carrasco de si mesmo quando pensa sobre sua vida. Você pode tomar seu caderno de

"A AUTOGENTILEZA É UM ELEMENTO ESSENCIAL DA AUTOCOMPAIXÃO"

notas e registrar o que vem a sua mente quando pensa na sua história de vida. A coisa mais importante a ser lembrada é que seu passado pode ser reescrito considerando três possibilidades. A lembrar: autocura, autogentileza, autocompaixão.

Pergunta fundamental: o que de positivo você precisa considerar nesta realidade que você está criando?

Não temos uma história somos a história. O valor da história está em não julgar ou classificar, mas simplesmente escutar. Quando entro na história de alguém, abraço algo maior, refinando e buscando pérolas preciosas. É disso que o ser humano sente falta. A cura e as maiores feridas do ser humano estão na sua história. Qual emoção está no centro da sua história?

Para te ajudar a pensar: A psicologia nos ensina que temos quatro emoções básicas e que nossas reações sempre ganham força a partir de uma delas. A saber: medo, alegria, tristeza e raiva. Qual delas é mais predominante na sua história? Quero contar a vocês uma história linda de consultório. Essa escrita em nada fere a minha ética profissional. Os nomes originais e alguns elementos da história foram substituídos. Nessa história a emoção principal é alegria. Boa apreciação.

Domingo é dia de priorizar-se. A felicidade Rana é uma mulher incrível, animada, obstinada pela vida, ama viajar e cuidar dos cachorros. Em casa tem uma rotina matinal empolgante. O cuidado e as brincadeiras com os cachorros demandam no mínimo 1 hora e meia por dia.

Quem olha, vê uma mulher extrovertida e de bem com a vida. Rana trabalha em um escritório de correspondências advocatícias, se formou mais ainda não conseguiu passar na OAB motivo de grande frustração para ela que tem sonhos e precisa de dinheiro para realizar. Sua família desprovida de bem materiais a conduziu a experiência querer brinquedos e roupas e não conseguir ter. Uma criança extasia diante de uma vitrine de brinquedos.

Rana conseguia ver as vitrinas quando a tia que morava longe a visitava e com um olhar cheio de pena que torcia o coração levava Rana para o shopping. Embora fosse bem raro esses momentos eles existiam e deixavam Rana feliz. Feliz felicidade que embalou o coração dela no passado e com o sentido da felicidade no peito ela vive buscando nas reminiscências de sua memória visual esses momentos. Ela viveu feliz.

Comeu a felicidade em um dia de tardezinha com chinelos que nem eram havaianas remendadas com preguinhos pequenos pelo pai que passava o sábado fazendo remendos e reparos, porque era bem desprovido da condição para jogar fora objetos que estragavam. Cada objeto deveria dar o melhor de si até o sepultamento definitivo. um sorvetinho com massa firme e um balãozinho bem pequeno colado na parte de cima. Sorvetinho esperado o ano inteiro porque só podia ser comido em uma época específica do ano. Mês de junho. A escolha desse mês em nada tem a ver com as quadrilhas e festas junina desse período.

Junho porque era o mês que Rana conseguia ganhar um trocadinho de 10 centavos. A cerimônia para a felicidade era complexa demais. Domingo após o almoço depois de banho demorado que arrancava todas as cacas do corpo com bucha vegetal e sabão preto a vestimenta era ganhada de uma prima distante que Rana sempre via falar o nome mais nunca conhecera pessoalmente porque essa prima era abastada de afazeres cotidianos interessantes. O cabelo era difícil de pentear mais a mãe dedicada não desistia de entregar a filha o melhor penteado que conseguia. Durante toda a preparação o corpo de Rana vibrava, sentia seu coração bater mais forte, suas mãos não paravam de mexer e sacudia seus pezinhos calçados com o chinelo remendado com os preguinhos pequenos, pulava pra frente e pra trás até aguardar o próximo da fila ficar pronto.

A cansativa espera a fazia arrepiar o cabelo e sujar os pés na terra vermelha a que a mãe sempre corrigia. Vai chegar toda suja na felicidade menina! A procissão começava várias famílias todos com algum parentesco mesmo que distante se encontravam em uma grama verde onde os homens se encontravam para o futebol no sábado de tardezinha. Eram 9km a pé na procissão, as mulheres que trabalhavam duro e cuidavam de uma família generosa de filhos aproveitavam para colocar a fofoca em dia. As crianças corriam, colhiam goiabas do goiabal e sorriam, muito.

Rana quando avistava a lojinha do sorvetinho acelerava os passos para ser a primeira, já tinha esperado demais o ano inteiro passando em frente a lojinha que ficava na estrada da escola ela que desviava o olhar porque sabia que a felicidade teria hora e dia marcado anualmente para acontecer.

Ela mesma aos 7 anos já dava ao vendedor homem velho onde o tempo esqueceu de lhe cobrar as contas, o olhar de piedade do homem pra ela com os pés sujos de terra vermelha chinelinho remendados com os preguinhos que o pai cuidadosamente consertara no sábado à tarde. Recebia seu sorvetinho embrulhado em um guardanapinho de papel escuro. Rana olhava retirava o chicletinho devagar se concentrava num barulhinho gostoso do chicletinho descolando da mansinha e começava a comer a massinha devagar saboreando o gosto da felicidade contida, aguardada anualmente, a casquinha era a última ela tinha sabor exuberante, nada no mundo se comparava aquela casquinha comida no domingo à tarde embaixo de uma árvore sentada no banco da praça.

O balãozinho ela sentia o cheiro primeiro depois contemplava o colorido, ela escolhia a cor de rosa e depois começava a soprá-lo devagarinho para não estourar. Rana tinha medo de estourar e levar embora a felicidade que sonhava estender para o maior tempo possível o balãozinho era o toque na felicidade. O retorno pra casa com a feliz recompensa de ter buscado e encontrado a felicidade. Nossas experiencias de vida são grandes trajetórias que precisam ser contadas. Sabe quando fazemos um currículo profissional?

Escrevemos lá nossas experiencias mais expressivas para conseguirmos o cargo pleiteado. Sintetizamos, alinhamos, comprovamos, descrevemos corretamente. Ficamos atentos a cada detalhe. Mais importante ainda é você considerar suas necessidades e sentimentos em cada experiencia de vida. Agora você já sabe que histórias geram experiencias e elas precisam ser faladas. Você pode selecionar mentalmente partes de sua história e deixá-las reservada na sua mente para acessar sempre que precisar. Lembro de um tempo que morei longe de meus pais criei várias memorias de abraços apertados e comidas deliciosas para acessar e amenizar a saudade deles. Você possui dentro de você todos os recursos que precisa para trazer à tona experiências corajosas, fascinantes, amorosas.

Certa vez atendi uma jovem moça que tinha perdido sua irmã em um acidente automobilístico. Sempre contava sobre a falta que a irmã fazia, a tristeza e vazio do velório. Com o tempo começamos a ancorar momentos lindos com a irmã. Conseguimos elaborar as memorias que passou de tristeza e choro a gratidão.

Entenda. Tudo depende da forma como você escolhe olhar para os fatos cotidianos.

4.

EGO OU ESSÊNCIA: PARA CRIAR UMA NOVA REALIDADE VOCÊ PRECISA DE PAZ

RAQUEL BIBIANA DA SILVA

Neste capítulo vamos tratar a expansão da consciência individual a partir de dois aspectos fundamentais ego e essência ou centelha divina.

O ego é a voz forte que nos impõe a dar respostas as circunstâncias da vida de forma rápida, impulsiva, ansiosa, pra manter uma imagem falsa para os outros, neste sentido, camufla nossa essência. Ele nos cobra a manutenção de estado de agitação, preocupações e negligência. Também podemos chamar o ego de eu central da personalidade ele determina a forma como você se relaciona com as outras pessoas.

Vou colocar pra vocês algumas características do ego para ficar mais didático e vocês compreenderem melhor.

O ego gosta de confrontos e discussões, não tolera a frustração, nos pede pra fazer coisas desconfortáveis e tensas, gosta de competir com os outros e ser o primeiro em tudo, é vaidoso e exagerado. Quando agimos pelo ego ficamos angustiados, ansiosos, medrosos e tristes.

Ao contrário do ego, a essência é seu verdadeiro eu. Ela traça um caminho de clareza e paz interior, quando você age com o poder da essência é calmo, simples, despretensioso, comedido, sincero e aconchegante. Você se abraça e exala amor. Talvez você esteja se perguntando agora: e como faço para alcançar esse estado de saúde da mente? Parece perfeito pensar sobre isso, será mesmo possível? Já, já, te conto. Antes quero te falar um pouco mais sobre a essência. Pra mim ela é a melhor companheira.

Entendendo mais sobre a serenidade da essência

Aceite a realidade como ela se apresenta, mantenha paz, e aceitação nas circunstâncias da vida, evite preocupações exageradas, confie mais, não queira agradar aos outros em tudo, evite dar prazos irreais para si mesmo, desapegue-se da necessidade de ter; queira ser para depois ter, reflita diariamente sobre seus comportamentos, faça silêncio.

Para praticar ouvir sua essência é necessário silencio. Meditação física, mental e espiritual. Costumo reservar 60 segundos do meu tempo para respirar profundamente e sentir o sabor da vida e das minhas emoções. São segundos de profunda paz que executo enquanto cami-

"Quando você age com o poder da essência é calmo, simples, despretensioso, comedido, sincero e aconchegante" nho, levo as crianças pra escola ou atendo um paciente. Você pode adquirir hábitos de quietude em uma mente agitada e preocupada. Entenda que mais da metade dos pensamentos que você tem são características de preocupações que jamais vão se realizar. É uma conquista a ser construída diariamente aquietar sua mente e encontrar o seu eu. A mente inquieta, agitada e preocupada perde sua essência.

Pergunta: como saber se é o seu ego ou essência estão predominando nas suas escolhas? Vou responder a vocês pelo ponto de vista da paz. Quando suas palavras, seu comportamento e escolhas te enchem de paz você está abraçando sua essência. Quando te incomoda, hiperativa sua mente e te dá medo é o Ego. Cale seu ego e deixe seu eu tomar conta das suas decisões.

Sem interferência do Ego você se sentirá livre e desapegado para a vida.

Uma experiência de paz profunda – construções terapêuticas – este relato em nada fere minha ética profissional.

Em uma tarde de domingo o outono anunciava que a partir dali os dias ficariam mais curtos e as noites mais longas, a temperatura e a luz solar iriam cair. Sentiria mais preguiça, menos energia.

Sentado em sua cadeira macia com almofadas descobertas visão descuidada de quem não tentava transformar o tempo que anunciava seus 40 anos vida.

Não forcava sua natureza para concertar o que o tempo mostrava. No dia anterior a 22 de setembro daquele ano a implacável notícia que recebeu de chupetão, fora do normal. O telefone tocou: "seu pai infartou, está em estado gravíssimo na uti."

Ele não falava com o pai há 25 anos. As lembranças acolchoadas e tratadas em terapia vieram à tona na hora. Três episódios cerraram a relação por 15 anos. Aos 5 anos o pai caprichosamente construiu um "puxadinho" na casa, um cômodo sem janela com alguns ganchos no teto. Alguns meses de obra e lá estava prontinho.

Ele, seus irmãos e sua mãe animados com a nova promessa que aquele espaço contava. Embora o pai não tivesse se pronunciado quanto ao objetivo do "puxadinho" entre eles se fava que seria uma outra sala para televisão e jogos. Um dia pela manhã o pai o chama em sua mão duas cordas milimetricamente organizadas entra com ele no cômodo, amarra as cordas uma nele e outra em si e diz: "puxa. Estou mandando." Não cabe aqui relatar a você querido leitor o resto da história. Mas é claro que não funcionou.

Aos 10 anos a segunda experiência dolorosa. O pai sai de casa para morar com outra mulher. Abandonando sua mãe e irmãos. Aos 15 anos o pai volta pra casa e ao descobrir que ele estava usando drogas o expulsa de casa. De menor morando na rua. Ele começa instalar pensamentos negativos repetitivos em sua mente sobre o pai.

Naquele dia 22 de setembro já morando em sua belíssima casa construída com seu trabalho honesto de pedreiro e de sua esposa vendedora da loja de bolos da esquina, seus 4 filhos bem educados e exageradamente amados. Uma pausa. Tudo rebobina dentro dele. Pega o carro e a caminho do hospital é invadido pela certeza de uma profunda e coerente paz. Certo de ter entregue a si e a seu pai que nunca lhe pediu desculpas o que coerentemente deu conta por 40 anos incluindo seu silêncio e isolamento.

No hospital o olhar inóspito de seu pai atravessou-lhe a alma. Da sua boca apenas uma frase: "eu te perdoo pai." Mais uma vez ele fazia coerentemente o que sua consciência impunha. A caminho do hospital duas vozes: o ego que dizia "idiota! O que você faz aqui? Você não precisa desse velho." Em seus anos de terapia ele já tinha apreendido encontrar a essência de seu ser. Ela dizia: "perdoe." E foi o que ele entregou a si naquela tarde de outono, o perdão. Uma paz profunda fazer o que devia.

Este exemplo traz à tona essências individuais, entendimento da humanidade que a vida revela. Aceitar o que se sente como uma verdade. Que pode ser modificada. Verdade não absoluta, mas construída com livre arbítrio a partir das experiencias subjetivas. Condição de erros e acertos. Apontamentos para recalcular a rota da vida que dá muitas voltas.

5.

AUTOCOMPAIXÃO: VOCÊ É O SEU MELHOR ALIADO INTERNO RESPIRE, VOCÊ É HUMANO

Raquel Bibiana da Silva

A minha missão como terapeuta é encontrar as barreiras que meu paciente constrói para si mesmo que o impede de expandir sua consciência em vários aspectos de sua vida. A autocompaixão é uma experiencia que reúne a autoaceitação, o autoamor e a autogentileza. A construção da autocompaixão se dá a partir de uma pergunta fundamental: "Do que eu preciso agora?"

A autoaceitação diz sobre a aceitação plena de quem você é, suas características físicas e emocionais. Aceitar as imperfeições do temperamento e personalidade, as características do corpo físico. Acalmar os pensamentos intrusivos

"Pais que julgam
e criticam
exageradamente seus
filhos formam pessoas
com dificuldades
de se amarem"

de negatividade e autocrítica. Aceitar tudo que se é sem se julgar por isso. Aceitar-se como ser humano dentro da sua condição de finitude. Aceitar é o primeiro passo para transformar. Aceitar é o mesmo que tomar consciência, saber que está ali e pertence a você suas qualidades e defeitos.

Vou chamar de autoamor o que você pode entender como amor-próprio. Ele precisa ser praticado não somente nos momentos de dificuldades quando precisamos de colo, aconchego e afago, mais em todos os atos cotidianos. Nas histórias de vida percebemos que muitas pessoas acreditam que não merecem o amor.

Pais que julgam e criticam exageradamente seus filhos formam pessoas com dificuldades de se amarem porque sempre buscam o ideal de amor dos pais. Assim, precisam ser seres perfeitos para receber e dar amor.

A autogentileza é construída internamente e deve ser ensinada as crianças desde pequenas como um grande treinamento para a vida. Não é sobre ser acomodado ou ficar com "moleza" diante da vida, mas sim saber o momento de se disciplinar para entregar mais de si. Tudo depende da construção da autoconsciência sobre seus comportamentos.

Oferecer a si a mesma gentileza que oferece para uma visita quando vai a sua casa, a um cliente quando vai a sua loja, a um amigo que perdeu alguém muito próximo, a um idoso que precisa de ajuda pra atravessar a rua. É até bonito contemplar cenas de gentileza cotidianas. O respeito para com o outro que precisa.

Outro dia atendi uma senhora de 82 anos, ofereci água, banheiro, perguntei se a temperatura do ar estava confortável, ajudei sentar e levantar do sofá, desci as escadas amparando-a, levei até o estacionamento. E você? Já se viu fazendo atos de gentileza com pessoas que deixam cair o que está na mão ou que lhe pede qualquer tipo de ajuda? E quando é consigo mesmo?

Você coloca a mesma força para ser gentil?

A autocompaixão é o nível mais elevado destes três conceitos explicados acima. Ela não é autopiedade, não vai te deixar preguiçoso ou te fazer perder noção das coisas. Quando você começa a praticar a autocompaixão você vai perceber uma reação de apaixonamento por si mesmo. É fantástico porque a partir daí sua vida é totalmente transformada em todos os aspectos. Você se torna mais responsável pelo que vive, sente e faz. Vale a pena começar.

Agora vou te ajudar a trazer a consciência sua dificuldade com autocompaixão.

Primeiro entenda que você é um ser humano. Trate-se conforme você trataria um amigo. Feche os olhos, e responda para si mesmo: como você trata um amigo?

Prática para seu caderninho: escreva uma carta compassiva a si mesmo.

6.

EXPANSÃO DA CONSCIÊNCIA E MINDFULNESS

RAQUEL BIBIANA DA SILVA

M*indfulness* é um estado de atenção plena e consciente no momento que estamos vivendo. A humanidade está sedenta por *mindfulness*. A raiz de doenças emocionais como ansiedade, depressão, fobias angustias e mal entendimentos está na dificuldade do ser humano se perceber como gente.

Pessoas vivem experiencias o tempo todo, captamos informações do mundo exterior e as transformamos em pensamentos negativos ou positivos, ordenados ou desordenados. A proposta aqui é você conseguir se autogerenciar. Perceber para onde seus pensamentos te levam. Geralmente criamos imagens com nossos pensamentos. Na terapia gosto de propor ações diretivas e objetivas com os pensamentos. Peço para o paciente descrever com objetividade e clareza o pensamento sem imagens. Geralmente os pensamentos ficam leves e voam, vão embora quando submetidos a técnica. Simplificam.

Um aspecto fundamental da prática do *mindfulness* é você estar conscientemente concentrado em cada atividade que faz. Por exemplo, agora enquanto escrevo estas páginas estou totalmente focada em cada palavra.

Percebo barulhos externos da moca varrendo a rua, do meu filho caminhando no andar de cima, os pássaros que cantam na minha área gourmet, o barulho do teclado do computador; mas dentro da minha cabeça não tem nenhum pensamento vagueando sem rumo que me atrapalhe ou dificulte a concentração aqui. Sei que após terminar esta tarefa tenho várias outras para serem feitas hoje, e, assim sucessivamente entrego cada uma da sua vez.

Imagina se estou escrevendo pra vocês pensando em todos os 20 casos que atenderei hoje à tarde, certamente estaria enlouquecida. Ou se, atender um paciente pensando em outro. Seriamente, enlouqueceria.

Abandonar a ideia de que precisamos ser multitarefas o tempo todo. Estou certa que só alcançamos a plenitude do nosso propósito de vida quando estamos com atenção presente e aceitação plena de cada experiência.

As experiências são significadas profundamente a partir do pensamento. Podemos acessar nossas experiências pela porta dos sentidos, audição, olfato, paladar, tato, visão. Por exemplo; agora ouço o balbuciar das palavras do meu filho que lê o livro o milagre do amanhã do meu lado. Inclusive, indico pra vocês a leitura, é simplesmente transformador o hábito de acordar antes das 8 da manhã para praticar a rotina de desenvolvimento pessoal. Dessa forma comece a observar como você lida com as experiencias que chegam a você.

Às vezes, um olhar de negatividade, raiva, medo, tristeza ou euforia. Um dia recebi uma pessoa em meu consultório. Vou chamá-la de X. Tinha feito vários anos de terapia comigo. Estava de alta há alguns meses. Achei estranho aquele contato de repente, com voz de urgência X pediu uma consulta. Rapidamente me organizei para recebê-la no mesmo dia. Sabia que não me ligaria se não fosse urgente.

X chegou ao consultório em prantos apoiada pelo marido que eu não conhecia, em anos de terapia ele nunca precisou acompanhá-la. X começa seu relato dizendo: "Drª Raquel eu nunca senti uma dor tão forte na minha vida, o meu sofrimento está em todo meu corpo. Estou devastada. Minha cachorra B morreu. Fiz tudo que podia até empréstimos para arcar com os gastos. Com certeza fiz o que eu devia ter feito. B precisou ser sacrificada nesta manhã."

Percebi X imersa em um profundo sofrimento. Nunca a vi daquela maneira em tantos anos. Primeiro a conduzi a reviver os acontecimentos a partir do que os 5 sentidos a revelava sobre aquela situação. Eu disse a X: B morreu, o que você vê, o que escuta, que gosto tem, que cheiro tem, o que pega quando toca." Após fazer a tarefa completinha com muitos detalhes X falou. " Drª, na verdade ainda sinto dor, mas não tenho mais a sensação de que ela vai me afogar, consigo respirar e entender."

Eu disse a X que ela tinha vivido uma experiência com B. Esta experiência estava registrada dentro dela a disposição para ser acessada no momento que ela quisesse.

Neste exemplo de X percebemos uma parte inconsciente, que trazia a sensação de dor profunda. Ao trazer a consciência X tem um ganho, libera a tensão que a consumia e respira. Foi lindo.

Experiências de bondade, generosidade, amor, amizade nos acontecem todos os dias. Elas criam memorias em nós, fazem parte de nós, e está ao nosso alcance alcançá-las a qualquer momento.

Moro distante da minha família de origem, quando viajo pra lá recebo enxurradas de amor. Quando volto tenho acesso a todos os abraços e lembranças afetivas. As acesso diariamente, elas me abastecem como um alimento suave. Sinto-me apoiada e amada a maior parte do tempo. Sou acariciada e abraçada sempre que preciso.

O *mindfulness* nos aproxima da essência de quem realmente somos, é uma das minhas práticas cotidianas favoritas. Ela não me cobra perfeição e faço principalmente enquanto limpo uma casa, faço comida, vou ao supermercado e atendo um paciente. Tenho o costume de dizer assim: preciso me ter para me dar.

Quando estamos no presente reagimos com autenticidade e assertividade diante dos acontecimentos do dia a dia, fazemos melhores escolhas, somos mais felizes, enxergamos beleza e verdade nas pessoas e coisas. Você pode ser perguntar: O que preciso neste momento? Talvez respirar, amar e sentir. Traga sua consciência plena para o que precisa agora.

"O MINDFULNESS NOS APROXIMA DA ESSÊNCIA DE QUEM REALMENTE SOMOS"

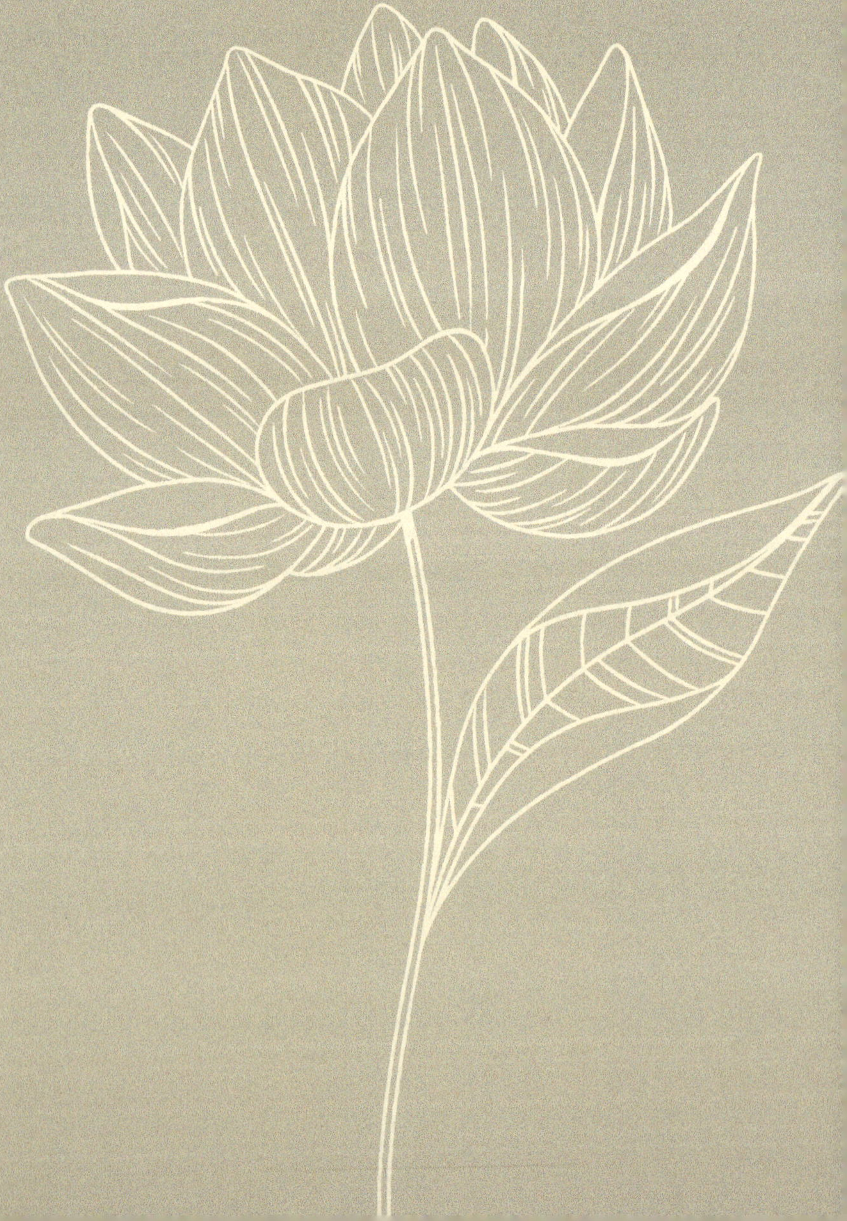

7.
EXPANSÃO DA CONSCIÊNCIA: PERGUNTAS PODEROSAS

Denise de Assis Oliveira

AS PERGUNTAS SÃO AS RESPOSTAS QUE NÓS ACREDITAMOS NÃO TER CLAREZA, MAS QUE NA REALIDADE SÓ NÃO ESTAMOS CONSCIENTES.

As perguntas que fazemos ao universo, são poderosas, mas afinal como fazer perguntas? Você pode se conectar com você mesmo, e ter as respostas que busca, pois somos nossa própria criação.

Como criar perguntas ao universo?

Primeiro: é importante ter em mente que o universo está sempre disposto a nos ajudar.

Segundo: é necessário buscar inspiração na natureza e nas coisas que nos rodeiam.

Terceiro: as melhores perguntas são aquelas que vêm do coração. Finalmente, lembre-se de agradecer pelas respostas recebidas.

Falar sobre perguntas é maravilhoso e transformador, e vem de muito tempo na nossa história, o Filosofo Sócrates já usava perguntas A maiêutica é um método filosófico criado pelo filósofo grego antigo Sócrates. A maiêutica socrática consiste num jogo dialético de perguntas e respostas.

Muitos profissionais usam perguntas, entre elas: *Coaching*, PNL Terapeutas e realmente é muito transformador, porque a pergunta nos empodera. Afinal, qual a forma mais certa de fazer perguntas e encontrar respostas? Ou como fazer a pergunta certa? Não existe uma forma, pois não existe pergunta certa e errada. Devemos fazer a que sentimos energia e nos conectar com nossa própria essência

O ideal e fazer perguntas todos os dias, para o que desejamos, para algo que nem sabemos a resposta

Fazer a pergunta e soltar para o universo é algo transformado. Inicio todos os dias com perguntas para o universo, é como um pedido. Peca e receberas, é assim que percebo que tudo pode mudar, fazendo pedido ao universo e entregando

Percebo que sempre muda algo em mim, quando eu faço perguntas e solto para o Universo, pois as coisas fluem melhor.

Minha dica: faça perguntas para tudo que você deseja, que precisa, é só fazer que tudo verdadeiramente pode mudar, porque a pergunta vai abrir para você a limitação.

Antes de iniciar as perguntas propriamente, quero falar um pouco sobre como fazer perguntas.

Aqui deixarei algumas perguntas prontas, porém aconselho que você crie suas próprias perguntas.

Algumas dicas

1. Saia do Julgamento. Estamos sempre nos julgando ou julgando alguém e isso não cria mais.
2. Faça sempre seu planejamento, para criar o que você quer escolher.
3. Tenha FOCO.
4. A partir do momento em que conectamos com o nosso interior, fazemos perguntas poderosas.
5. Sobre conversar com o Universo: você vai saber por si próprio. Não busque explicações de ninguém, apenas saiba que é possível. Sinta isso. Fale: Universo... e faça a pergunta
6. Pode finalizar com esta pergunta: corpo, o que você sabe que eu não sei. Me mostre o caminho, por favor?
7. Não existe pergunta ou resposta, que seja certa ou errada.
8. Coloque a palavra "Universo" ou "Requer" e sinta a energia. Usando a palavra "requer" é como se você tivesse fazendo um requerimento ao Universo... Exemplo, O que ser requer para que isso aconteça.

"UNIVERSO, ME MOSTRE AGORA O QUE PODE VIR PARA MIM IMEDIATAMENTE?"

Algumas perguntas ou sugestões

Universo, o que eu posso criar que me trará alegria, diversão e realização, que me trará dinheiro e ser total contribuição para este planeta?

O que eu posso criar hoje, que tornaria a minha vida muito diferente?

Que contribuição eu posso ser na vida das pessoas?

Perguntas sobre dinheiro

Universo, o que eu posso criar que me trará alegria, diversão e realização, que me trará dinheiro e ser total contribuição para este planeta?

O que se requer para que o dinheiro siga para mim com facilidades?

E se o dinheiro pudesse vir de forma divertida?

Como eu posso ter (diga a quantia que você deseja) para pagar todas as minhas contas agora?

Universo, me mostre agora o que pode vir para mim imediatamente?

Como seria sair do controle para receber todo o dinheiro que já é meu? O que é necessário para criar mais dinheiro hoje?

E se o dinheiro não fosse a questão, o que eu escolheria?

Que consciência, eu posso ser nesse momento, para criar mais dinheiro e prosperidade na minha vida?

O que eu posso fazer hoje para criar dinheiro imediatamente?

CRIAÇÃO

O que eu posso criar hoje, que tornaria a minha vida muito diferente?

Que contribuição eu posso ser na vida das pessoas?

E se toda criação do Universo pudesse ser contribuição para mim, neste momento?

Universo, me mostre como posso criar na vida das pessoas agora?

O que se requer para que eu posso criar com mais facilidade hoje? O que eu posso criar hoje, que mudaria toda minha realidade?

Universo, quais são as infinitas possibilidades para eu criar algo além da minha realidade?

O que se requer para eu criar algo que irá expandir minha consciência?

E se toda criação, pudesse vir para mim, com total facilidades, alegrias e glórias? O que mais é possível que eu jamais considerei ser possível?

8.

EXPANSÃO DA CONSCIÊNCIA E CRENÇAS LIMITANTES

DENISE DE ASSIS OLIVEIRA

Falar de crenças limitantes é um assunto muito extenso, acho que daria um livro inteiro, vamos abordar algo muito importante para nossa expansão de consciência. Trabalhar nossas crenças é um exercício diário.

As crenças limitantes são uma parte importante da vida. Elas influenciam o modo como enxergamos o mundo, e como interpretamos as experiências que vivemos. Muitas vezes, elas são impostas pelos outros, especialmente quando somos crianças. Nossos pais, por exemplo, têm muita influência sobre as crenças que adotamos na infância.

Temos crenças desde muito pequeno, quando por exemplo nossos pais falavam para nós:

1) Você é burro(a)
2) Não faz nada direito
3) Você está gordo demais pra usar um bíquini
4) Seu irmão é muito melhor que você
5) Seu irmão precisa mais que você

E por esses exemplos, nos sentimos incapazes e nos invalidamos.

Muitas vezes, essas crenças nos limitam. Elas nos impedem de ver o mundo de outra forma, e de experimentar a vida de outra maneira. Mas, à medida que crescemos e aprendemos mais sobre nós mesmos, podemos começar a questionar essas crenças. Isso nos leva à expansão da consciência.

A expansão da consciência é o processo de se despertar para o fato de que há mais para a vida do que o que aprendemos na infância. É o processo de se tornar consciente de si mesmo e do seu potencial. É o processo de se abrir para novas maneiras de ver o mundo e de experimentar a vida.

A expansão da consciência pode começar com simplesmente questionar as crenças que adotamos na infância. Por que eu tenho que ser assim? Por que eu preciso fazer as coisas daquele jeito? Por que eu não posso ser feliz sem ter aquilo? Essas perguntas podem abrir a porta para uma nova maneira de ver a si mesmo e de ver o mundo.

A expansão da consciência também pode ser facilitada pelo autoconhecimento. Quanto mais você souber sobre si mesmo, mais você será capaz de questionar as crenças que adotou na infância. Você também será capaz de identificar os padrões que estão limitando a sua vida, e de trabalhar para mudá-los.

O autoconhecimento pode ser adquirido através da meditação, da terapia, da leitura, da reflexão, etc. É um processo que leva tempo, mas que vale a pena.

A expansão da consciência pode trazer muitos benefícios para a sua vida.

Ela pode ajudá-lo a se conectar com o seu verdadeiro eu, aumentar a sua consciência, aumentar a sua compaixão, aumentar a sua criatividade, aumentar a sua inteligência, etc. Ela também pode ajudá-lo a se libertar de crenças limitantes, e a criar uma vida mais plena e satisfatória.

No entanto, é importante lembrar que a expansão da consciência não é um processo fácil. Ela requer comprometimento, coragem, persistência.

Mas, se você estiver disposto a fazer o trabalho, ela pode transformar a sua vida para melhor.

Adquirimos crenças dos nossos pais, dos nossos amigos, do nosso companheiro, da família, quando eles colocam os pontos de vistas deles, e "compramos" deles, ou seja, adaptamos para nossas vidas, nos invalidando e deixando de ser nós mesmas

Temos crenças de dinheiro, de relacionamento, de amizade, de autoestima, são muitas e afinal como eliminá-las? Fazendo um trabalho com um profissional e se ajudando.

Você quer eliminar crenças limitantes que estão impactando negativamente em sua vida? A terapia é um processo importante para ajudar a expandir nossa consciência e descobrir novas possibilidades. É importante você ter ajuda de um psicólogo ou terapeuta para trabalhar suas crenças que estão em seu inconsciente.

As crenças são formas de pensar e sentir que temos sobre nós mesmos e o mundo ao nosso redor. Elas influenciam significativamente a maneira como vemos e interpretamos a realidade, e também como ela nos afeta emocionalmente. Muitas vezes, nossas crenças são aprendidas na infância através da família, da cultura e da sociedade em geral, e podem ser reforçadas ao longo da vida.

Algumas pessoas têm crenças mais positivas e construtivas, que as ajudam a se sentir bem consigo mesmas e a enfrentar os desafios da vida de uma maneira mais saudável. Outras pessoas têm crenças mais negativas e limitantes, que as deixam presas em um ciclo de autossabotagem e baixa autoestima.

Felizmente, independentemente de quais sejam nossas crenças atuais, elas podem sempre ser modificadas e até mesmo transformadas completamente. A chave para isso é a consciência. Quanto mais conscientes somos das nossas crenças, mais poderosos somos para modificá-las de acordo com o que realmente queremos para nossas vidas.

A consciência é a base de tudo o que existe. É a força criativa que dá forma à realidade e é a chave para a mudança. Quanto mais conscientes somos das nossas crenças, mais poderosos somos para modificá-las de acordo com o que realmente queremos para nossas vidas.

"As crenças influenciam significativamente a maneira como vemos e interpretamos a realidade"

Por exemplo, imagine que você tem uma crença limitante, como "não sou boa o suficiente". Talvez você pense que essa crença seja verdadeira porque foi criticada por seus pais quando criança, ou porque não se sente à altura de seus amigos ou colegas de trabalho.

No entanto, essa crença não é necessariamente verdadeira. Ela é apenas uma interpretação que você está fazendo da realidade, baseada em suas experiências passadas. E como todas as interpretações, ela pode ser mudada.

Quando você se torna consciente de uma crença limitante, você pode escolher interpretar a realidade de outra maneira. Por exemplo, você pode começar a dar importância às coisas que realmente importam para você, em vez de seguir o que os outros dizem ou esperam que você faça. Você pode começar a ver as coisas de um novo ângulo e perceber que há mais do que uma maneira de ver as coisas.

Conforme você muda sua interpretação da realidade, você começa a modificar a realidade, as coisas que antes pareciam impossíveis começam a se tornar possíveis. Você começa a ver novos caminhos e possibilidades em sua vida, e isso tudo começa com uma simples mudança de perspectiva.

A chave para a expansão da consciência é a flexibilidade. Quanto mais flexível for a sua mente, mais você poderá ver as coisas de diferentes maneiras e adaptar-se às mudanças com facilidade. A flexibilidade mental também lhe dá a liberdade de escolher o que pensar e sentir, em vez de ser vítima das suas crenças.

As crenças são formas de pensar e sentir que temos sobre nós mesmos e o mundo ao nosso redor. Elas influenciam significativamente a maneira como vemos e interpretamos a realidade, e também como ela nos afeta emocionalmente. Muitas vezes, nossas crenças são aprendidas na infância através da família, da cultura e da sociedade em geral, e podem ser reforçadas ao longo da vida.

Algumas pessoas têm crenças mais positivas e construtivas, que as ajudam a se sentir bem consigo mesmas e a enfrentar os desafios da vida de uma maneira mais saudável. Outras pessoas têm crenças mais negativas e limitantes, que as deixam presas em um ciclo de autossabotagem e baixa autoestima.

Felizmente, independentemente de quais sejam nossas crenças atuais, elas podem sempre ser modificadas e até mesmo transformadas completamente. A chave para isso é a consciência. Quanto mais conscientes somos das nossas crenças, mais poderosos somos para modificá-las de acordo com o que realmente queremos para nossas vidas.

A chave para a expansão da consciência é a flexibilidade. Quanto mais flexível for a sua mente, mais você poderá ver as coisas de diferentes maneiras e adaptar-se às mudanças com facilidade. A flexibilidade mental também lhe dá a liberdade de escolher o que pensar e sentir, em vez de ser vítima das suas crenças.

Quando você se torna consciente das suas crenças limitantes, você pode escolher interpretar a realidade de outra maneira. Por exemplo, você pode começar a dar importância às coisas que realmente importam para você, em vez de seguir o que os outros dizem ou esperam que você faça. Você pode começar a ver as coisas de um novo ângulo e perceber que há mais do que uma maneira de ver as coisas.

Conforme você muda sua interpretação da realidade, você começa a modificar a realidade, as coisas que antes pareciam impossíveis começam a se tornar possíveis. Você começa a ver novos caminhos e possibilidades em sua vida, e isso tudo começa com uma simples mudança dentro de você.

Como vimos, existem diversas formas de expandir a nossa consciência e liberar crenças limitantes. Tudo começa com um bom autoconhecimento e uma atitude de disposição para mudanças. Acredite em você e parta para a jornada de expansão da consciência! E lembre-se: o empoderamento vem de dentro.

A expansão da consciência é um processo contínuo e eterno. Não há fim para ela. Porém, podemos acelerar esse processo com determinação, persistência e amor próprio. Ao liberarmos crenças limitantes, nos tornamos livres para explorar novos horizontes e alcançar nosso pleno potencial. Acreditamos que você é capaz de tudo o que deseja. Agora é hora de acreditar nisso também!

Para finalizar, falamos em crenças limitantes e existem crenças positivas e construtivas, fortalecedoras ou não limitantes. Nosso objetivo aqui é trabalharmos nossas crenças limitantes e eliminá-las.

A dica que esse livro quer trazer para você é: elimine suas crenças limitantes, anotando-as em um caderno e vá se trabalhando... liberando, faça um exercício: anote suas crenças e fale isso não é meu, vou devolver ao universo.

9.

EXPANSÃO DA CONSCIÊNCIA, TERAPIA E AUTOCONHECIMENTO

Raquel Bibiana da Silva

A terapia é um processo extraordinário que traz benefícios para o ser humano integral corpo e mente. Ao tratarmos a mente melhoramos o corpo físico, da mesma forma que ao tratar o corpo com atividade física, alimentação, controle médico também tratamos a mente.

As doses de serotonina produzem uma química de prazer em todo corpo. Tenho experimentando este efeito diariamente nas idas a academia. A funcionalidade da terapia depende de fatores que consideramos imprescindíveis para o resultado do trabalho. A empatia do paciente com o profissional é percebida desde o primeiro momento da sessão, captura validada pela postura e capacidade do profissional de se conectar com seu paciente. O contrário também é importantíssimo, estou falando da empatia do terapeuta com o paciente e suas questões. Afirmo que esta seja a principal característica para que o processo terapêutico alcance todas as suas possibilidades. O que o paciente busca quando procura o acompanhamento é sanar a sua dor e alcançar o equilíbrio interno. A tradução do mundo interno é o processo pelo qual o paciente para e contempla suas verdades escondidas pelo inconsciente e ele faz isso falando sobre seus pensamentos de forma leve e a vontade. Quantos relatos de pacientes que falam "ah, isso eu nunca contei pra ninguém." É sobre isto que estou falando.

Alcançamos resultados incríveis de transformação que vão além do que se espera e que o terapeuta pode imaginar. Portanto consideramos o tempo de cada ser humano, o ganho de consciência vai acontecendo aos poucos semanalmente, neste aspecto a psicoterapia se difere de outras técnicas. Promovendo com o paciente uma melhor relação com o tempo e os processos da vida. Nem sempre temos um destino de chegada, mais o que eu garanto aos pacientes é um belo caminho de autodescoberta e transformação.

O terapeuta entrega ao paciente um olhar de possibilidades e positividade. Entender o ser humano em toda sua complexidade e desenhar a história de cada indivíduo é o maior presente que graciosamente o terapeuta compartilha. Para mim são qualidades essências para uma entrega terapêutica de qualidade o tempo, a energia, a prudência, a generosidade, o respeito e a empatia.

Qualificações que dever ser habilidades primárias de todo terapeuta que primeiro revisita sua história e organiza. É notável a energia que o ser humano tem. Conseguimos perceber sem muito esforço quando o indivíduo está com uma energia em desequilíbrio.

A psicoterapia é uma ferramenta de autoconhecimento, não a única. Entendo que nem todas as pessoas tem acesso a um psicoterapeuta. Por isso, afirmo que existem várias outras maneiras do indivíduo se desenvolver. Vejo que cada pessoa tem seu tempo interno e faz com ele aquilo que lhe é devido, e, se organiza da maneira que dá conta seguindo uma estrutura enraizada na história de vida e convivência com os seus familiares e comunidade.

Experiências que geram sensações e pensamentos

Algumas ferramentas simples e básicas aplicadas no dia a dia são de grande contribuição na busca de saber quem se é e encontrar sua essência. Vou citar algumas para vocês. A primeira ferramenta que está ao alcance de todos vou chamar aqui de questionamento, sempre se pergunte sobre seus desejos, expectativas, o que precisa, o que gosta e espera, suas preferências.

Todas as experiencias cotidianas nos marca de alguma forma. Identifique como elas te marcam questionando. Como aprendi na minha formação *Master* em PNL "o que vejo, escuto, cheiro, toco, saboreio criam em mim uma sensação que gera uma experiência." A pergunta incentiva a descobrir o que te influencia, motiva e reorienta as ações para que sejam mais assertivas. Como resultado você consegue ter ações mais conscientes e experiências mais positivas no seu dia a dia.

"ESCREVER TODOS OS DIAS ALGUNS DE SEUS PENSAMENTOS... ESTE EXERCÍCIO É UMA PODEROSA FERRAMENTA DE AUTOCONHECIMENTO E CRIATIVIDADE"

A segunda ferramenta que vou te ensinar agora é sobre escrever. Isto mesmo escrever todos os dias alguns de seus pensamentos. Tem um livro que se chama o caminho do artista da autora Julia Cameron onde ele propõe a escrita de 3 páginas matinas todos os dias ao acordar. Este exercício é uma poderosa ferramenta de autoconhecimento e criatividade. Quando você pratica adquire uma grande consciência sobre si e o mundo ao seu redor, consegue tomar decisões com clareza e certeza.

A atividade te ajuda a organizar seu pensamento e enxergar o inconsciente que se revela nas palavras escritas. Vale muito a pena se esforçar para praticar. Você vai encontrar respostas para situações diversas do seu cotidiano. Há muitos anos eu pratico essa ferramenta e posso validar com segurança o potencial de autodescoberta e resolução de questões internas que ela tem.

Apenas 3 páginas, nem mais nem menos vai elevar seu potencial de autoconhecimento lá pra cima. Vou citar uma terceira ferramenta também de muito potencial que se chama meditação e yoga. Temos na nossa experiência cotidiana forca, coragem e poder. Esta ferramenta te ajuda a identificar padrões negativos da sua mente, te orienta conscientemente para a presença em seu corpo físico e mental.

Extrai a sua essência e te desenvolve para a capacidade de se conectar melhor com seu interior. Esta conexão é uma grande potência que te ajuda na resolução de situações difíceis, te inspira a resolver conflitos com mais consciência e calma. Por fim e não menos importante as afirmações positivas bem explicadinha no livro O milagre da manhã, lá tem outras ferramentas importantes para esta proposta. Elas têm uma grande contribuição para o autodesenvolvimento.

Sabemos que os padrões negativos da mente diminuem a energia vital de vida, perpetua a tristeza o cansaço e pessimismo. Fazer o movimento de pensar positivo é você desintoxicar a mente e se afetar positivamente. Você pode fazer uma lista de afirmações positivas e ler diariamente ao acordar. Seu cérebro acredita na história que você conta a ele todos os dias. Se você traduz suas experiências com o olhar negativo é neste caminho que seus pensamentos vão te levar, agora se você enxerga possibilidades, com a certeza de que já existem e conta isso para sua mente você obtêm resultados extraordinários.

Estou falando de uma transformação que tive na minha experiencia com a academia. Vou contar a vocês. Quando o personal mostrava o exercício a ser feito no aparelho minha mente dizia: "muito difícil, não vou conseguir". Tomei consciência do quanto esse padrão me afastava do resultado que queria. E transformei os pensamentos negativos com as afirmações positivas. Agora falo para mim quando vejo o exercício, bora? Você vai conseguir. Faço uma dancinha e começo, entrego o meu melhor e venho colhendo resultados fantásticos para minha saúde. Entro em contato com uma energia de prazer maravilhosa que jorra em meu corpo. Desejo que você experimente se afirmar positivamente em todas as suas experiências.

10.
EMPATIA

RAQUEL BIBIANA DA SILVA

EXPANSÃO DA CONSCIÊNCIA E EMPATIA

E Vou iniciar este capitulo escrevendo para vocês a minha frase sobre empatia. Empatia, a arte de se ter para se colocar no lugar do outro. Em todo este livro estamos conduzindo você querido leitor a tomada de consciência para a importância do desenvolvimento pessoal. Disponibilizamos até aqui possibilidades para que este momento seja leve. Lembrando que o primeiro passo é você se permitir descobrir-se como pessoa e realizar seu potencial pleno.

Comece buscando sua paz, amor e compaixão. Somente você pode ter um relacionamento consigo. Somente você sabe as qualidades que moram aí dentro e nunca saíram. Só você sabe para onde seu sofrimento te levou. Se você está vivendo uma fase que a superficialidade está te incomodando leia este capitulo, ele vai te ajudar nesta jornada de profunda descoberta. Você será orientado para a relação mais difícil que o ser humano tem. E que leva tanta gente a terapia. O relacionamento com outro.

A empatia é um processo onde o ser humano aprende em primeiro lugar olhar para si, depois para o outro. Neste sentido apreendo a empatia com o olhar subjetivo e coletivo. Existem três tipos de empatia, a cognitiva, emocional e compassiva. A cognitiva nos ensina a importância de entender o ponto de vista do outro. A emocional é aquela onde nos colocamos no lugar do outro para, compartilhamos o sentimento. Defino a compassiva pela capacidade do ser humano de perceber o que o outro precisa e se colocar à disposição.

O primeiro lugar onde desenvolvemos a empatia é no núcleo familiar, escola e toda a comunidade onde crescemos. É essencial os pais entenderem a importância da empatia para as crianças. Ensinando a elas o respeito pelos outros e por si mesmas. É o famoso ditado popular "não faça com os outros aquilo que não gostaria que fizessem com você." A empatia pode ser aprendida e exercida em todos os ambientes onde estamos. Ela passa pela percepção do outro e aceitação das próprias limitações. Ela nos ajuda lidar melhor com as situações difíceis e conversas desafiadoras.

Para que o ser humano se desenvolva dentro da perspectiva de saúde emocional é muito importante pensar na empatia como uma disposição de olhar para si e para

"A EMPATIA É UM PROCESSO ONDE O SER HUMANO APRENDE EM PRIMEIRO LUGAR OLHAR PARA SI, DEPOIS PARA O OUTRO" o outro. Aprendendo a revistar as próprias limitações e respeitar a história que o outro constrói cotidianamente com as experiências.

A empatia deve ser vista como uma construção de ponte entre os seres humanos onde a conexão é de fundamental relevância. A conexão entre as pessoas acontece a partir de um vínculo que pode ser forte e profundo ou superficial e raso. Quando compartilhamos algo com alguém, histórias, hobbies, viagem, projetos pessoais e profissionais. É o famoso se colocar no outro para entender a situação.

No processo terapêutico a empatia é a grande facilitadora. Através dela o terapeuta acessa o mundo do cliente. Percebo conexão quando o paciente cresce em confiança pelo terapeuta e se vê compreendido em suas questões, sem julgamentos, e com muito respeito. As conversas profundas onde a pessoas expõe a vulnerabilidade também gera conexão. Neste ponto a empatia abre canais comunicativos importantes, estimula o paciente a falar sobre seus sentimentos, adentrar suas histórias, revisitar as emoções presentes em cada momento; desta forma, o paciente mais esvaziado de si consegue lidar com as adversidades cotidianas e ser mais positivo.

A humanidade está precisando de empatia em todas as estâncias, politicas, religiosas, familiares e educacionais. Não que a empatia seja uma panaceia para resolver os problemas da humanidade, mas ajudaria bastante. Considero fundamental você entender que, para o exercício da empatia com o outro, você, primeiro, precisa exercer consigo mesmo e com as suas questões cotidianas.

Ser empático com seu ritmo, seu trabalho, sua rotina, seu corpo, seu temperamento. Sempre recebo no consultório pessoas que tem excesso de empatia pelo outro, está sempre muito disponível para ajudar e quando vamos adentrando as nuances do processo terapêutico entendemos que a pessoa está se oferecendo excessivamente para obter segurança e confiança do outro, esquecendo dela mesma. Conduzo o paciente a perspectiva de primeiro se considerar para depois se oferecer.

Certa vez atendi uma senhora que estava desenvolvendo graves problemas psicossomáticos por causa deste comportamento de se forçar a entregar o que não possui. É o famoso "forçar a simpatia." Serve também para a empatia. Não forcemos se não estamos em condições para isso. Porque o princípio da empatia é a sensibilidade para o respeito consigo e depois com o próximo. Em seguida, após este movimento de consciência interna torna-se possível fazer um esforço para colocar-se no lugar do outro, reconhecendo a humanidade e fragilidade que possui.

E se você já está confortável no treino da empatia consigo, busque viagens, experiências diferentes, ocasiões de escuta e colaboração para ficar expert em difundir esta vivência maravilhosa entre outros seres humanos infinitos. Bora compreender que o tamanho único não serve para todos.

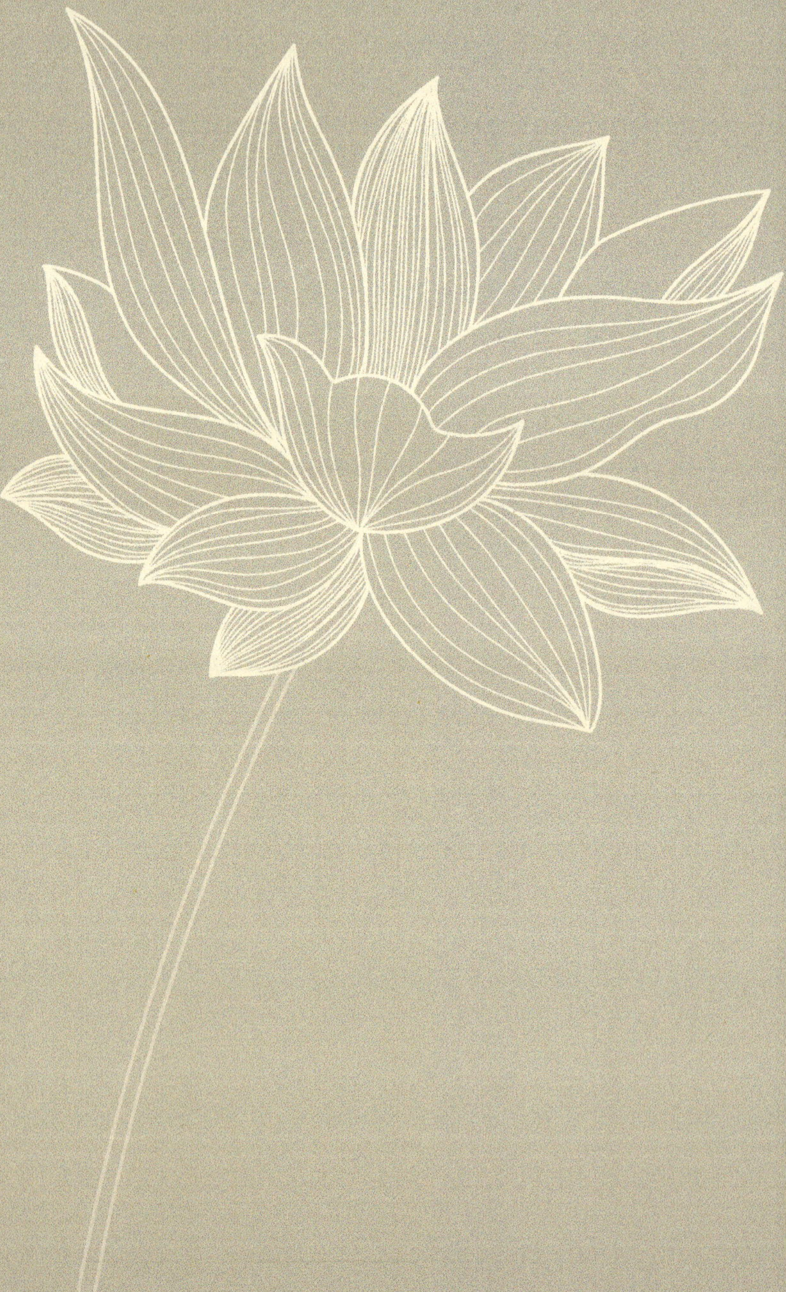

11.

EXPANDA SUA CONSCIÊNCIA PARA SUA RELAÇÃO COM O DINHEIRO

Denise de Assis Oliveira

Dinheiro

O dinheiro é uma das principais fontes de *stress* na vida das pessoas. Muitos de nós crescemos com crenças limitantes sobre o dinheiro, o que nos impede de alcançar a prosperidade. Se você está pronto para expandir sua consciência e ter uma relação mais saudável com o dinheiro, vamos te ajudar.

A importância de administrar o dinheiro

Administrar o dinheiro é importante para manter um fluxo de caixa positivo e evitar dívidas. Algumas dicas para administrar o dinheiro de forma eficiente são: estabelecer metas financeiras, fazer um orçamento mensal e investir em aplicativos de controle financeiro. Também é importante ter disciplina e evitar comprar coisas desnecessárias. Com um bom controle financeiro, será possível poupar dinheiro e garantir uma vida financeira mais tranquila.

Como ter uma relação saudável com o dinheiro

Muitas pessoas têm um complexo relacionamento com o dinheiro, que às vezes pode ser saudável e às vezes não. É importante ter uma boa relação com o dinheiro para evitar problemas financeiros no futuro. Aqui estão algumas dicas para ajudar você a ter uma relação mais saudável com o seu dinheiro:

Aprenda a poupar: é importante aprender a guardar o seu dinheiro para emergências e grandes compras.

Aprenda a controlar as suas despesas e fazer compras conscientes.

Invista em você mesmo: invista em educação financeira e tire proveito de oportunidades para melhorar a sua situação financeira.

Seja proativo em relação ao seu dinheiro e não deixe que ele controle você. Tenha um plano: é importante saber exatamente onde quer chegar financeiramente.

Crie um orçamento detalhado e siga-o à risca. Determinar metas realistas irá ajudá-lo a manter o foco e atingir os seus objetivos financeiros.

DICAS PARA UM BOM CONTROLE FINANCEIRO

O controle financeiro é um dos pilares para a saúde financeira de qualquer pessoa, seja ela uma empresa ou um indivíduo. É através dele que você consegue organizar suas contas, verificar onde está gastando mais e o que pode ser cortado para economizar. No entanto, manter as finanças em dia não é uma tarefa fácil. Muitas vezes, acabamos gastando mais do que o planejado sem nem perceber. Por isso, é importante ter algumas dicas para te ajudar a controlar melhor seu dinheiro.

COMO AS SUAS CRENÇAS LIMITANTES PODEM ESTAR TE IMPEDINDO DE PROSPERAR

As suas crenças limitantes podem estar te impedindo de prosperar. Muitas vezes, elas são apenas antigos hábitos de pensamento que você adotou ao longo da vida e nem percebeu. Mas essas crenças podem ser um grande obstáculo para o seu sucesso, pois limitam o seu potencial e o impede de alcançar o que deseja na vida. É importante identificá-las e questioná-las, para que possa libertar-se dos seus limites e prosperar.

- Algumas maneiras simples de expandir sua consciência para uma relação mais saudável com o dinheiro.

EXPANDA SUA CONSCIÊNCIA PARA A SUA RELAÇÃO COM O DINHEIRO

Quando pensamos em dinheiro, logo nos vem à cabeça aquelas frases motivacionais que dizem que o dinheiro não é importante. Mas a verdade é que o dinheiro é extremamente

"O VERDADEIRO PODER DO DINHEIRO ESTÁ EM SUA CAPACIDADE DE NOS PERMITIR VIVER DE ACORDO COM OS NOSSOS VALORES E TER A LIBERDADE DE ESCOLHER COMO GASTÁ-LO" importante e, se não o tivermos consciência dele, podemos acabar criando uma relação doentia com ele. O dinheiro é uma energia que está presente em todos os aspectos da nossa vida e, por isso, devemos tratá-lo com respeito e consciência. Se não o fizermos, podemos acabar atraindo para a nossa vida situações desagradáveis como dívidas, problemas financeiros e até mesmo a falta de dinheiro.

Algumas maneiras simples de expandir sua consciência para uma relação mais saudável com o dinheiro

A relação que temos com o dinheiro é uma das mais importantes, mas também as mais complexas. Ela está enraizada nas nossas experiências pessoais, nas nossas crenças e valores, e na forma como percebemos o mundo ao nosso redor.

É por isso que mudar a maneira como pensamos sobre o dinheiro pode ser um desafio. -O impacto do dinheiro em nossas vidas: Muitos de nós crescemos aprendendo que o dinheiro é algo limitado, algo que precisamos lutar para conseguir. Isso cria uma relação de escassez com o dinheiro, uma sensação de que nunca há bastante. Mas o verdadeiro poder do dinheiro está em sua capacidade de nos permitir viver de acordo com os nossos valores e ter a liberdade de escolher como gastá-lo. Quando começamos a enxergar o dinheiro dessa maneira, podemos usá-lo para construir uma vida mais rica e satisfatória.

Os Mitos sobre o Dinheiro: Muitas vezes, os mitos que crescemos acreditando são os principais responsáveis pelo nosso fracasso financeiro. Se você acredita que ganhar muito dinheiro é ruim, ou que ricos são egoístas e sem escrúpulos, você provavelmente nunca será rico, afinal, porque você iria querer ser algo assim? Mas se você começar a questionar esses preconceitos, poderá abrir mais espaço para uma relação positiva com o dinheiro – e para um futuro financeiramente saudável.

Gastar conscientemente: Uma das maneiras mais simples de expandir sua consciência sobre o dinheiro seus gastos talvez estejam sendo totalmente negligenciados.

Ao tomar consciência dos seus gastos de todo o tipo das suas despesas, você pode passar a sentir mais controlado sobre como ter uma relação mais saudável com o dinheiro? Meu objetivo é mostrar ao leitor:

1) A importância de estar consciente de seus hábitos financeiros

2) Como o dinheiro afeta as nossas emoções

3) Por que é importante educar-se sobre finanças

4) Algumas maneiras práticas para expandir a sua consciência financeira

Ao final deste capítulo, espero que o leitor tenha expandido sua consciência sobre a sua relação com o dinheiro. Espero também que ele seja capaz de colocar em prática alguns dos ensinamentos aqui apresentados, para que possa obter melhores resultados financeiros em sua vida. Ao longo do artigo, busquei trazer a reflexão sobre a importância de expandir a consciência na relação com o dinheiro. Com isso, espero que o leitor saiba melhor trabalhar sua consciência sobre este tema, e que essa consciência seja um norte para tomar decisões financeiras inteligentes e favoráveis ao seu bem-estar.

12.
EXPANSÃO DA CONSCIÊNCIA: O QUE VOCÊ ESTÁ ATRAINDO? ENERGIA

DENISE DE ASSIS OLIVEIRA

ENERGIA: O QUE VOCÊ ESTÁ ATRAINDO?

A energia é uma força invisível que permeia todas as coisas. Ela é a essência de tudo o que existe, incluindo nós mesmos. A cada momento, estamos emitindo energia e atraindo para nós mesmos experiências semelhantes. Por isso, é importante prestar atenção à nossa energia e às vibrações que emitimos.

Quando cuidamos de nós mesmos e nos sentimos bem, estamos emitindo uma energia positiva e atraindo coisas boas para nossas vidas. Por outro lado, quando nos sentimos mal ou permitimos que a negatividade nos domine, estamos emitindo uma energia negativa e atraindo experiências indesejadas.

Cuidar de si mesmo não significa apenas cuidar do seu corpo físico, mas também da sua mente e emoções. Quanto mais saudável e equilibrado você for por dentro, mais positiva será a sua energia e mais coisas boas você atrairá para si mesmo.

Desde os primórdios da civilização, o homem sempre buscou compreender a natureza do universo e o seu lugar nele. A ciência evoluiu muito desde então e hoje sabemos que tudo é feito de energia. A energia é a essência de tudo o que existe, ela é a força vital que mantém o universo em movimento.

Neste capítulo, vamos explorar o conceito de energia e como ela se manifesta em nossas vidas. Vamos ver como podemos usar a energia para nos beneficiar e como ela está sempre presente em tudo o que fazemos. A ENERGIA é a ferramenta que você precisa para encontrar a verdade e o significado da vida. Ela lhe dará força, coragem e clareza para seguir em frente. Pratique meditação, oração ou qualquer outra atividade espiritual, pra descobrir um novo mundo de paz e significado.

A IMPORTÂNCIA DE TRABALHAR A SUA ENERGIA

Você é um ser humano e como tal, possui uma energia única. Essa energia influencia diretamente em tudo que você faz na vida. Tudo na vida depende de nós e como encararmos e lidamos com nossa energia, inclusive o outro. Meu objetivo nesse tema, é você aprender a trabalhar essa energia de forma positiva e construtiva para obter os melhores resultados em todas as áreas da sua vida. Ao dominar esse conhecimento, você passará a ter controle sobre a sua própria felicidade e bem-estar, além de poder conduzir as outras pessoas rumo aos mesmos objetivos.

Dicas para melhorar a sua energia

Existem muitas maneiras de aumentar a sua energia e se sentir melhor. Aqui estão algumas dicas para te ajudar:

Faça exercícios: mesmo que seja só uma caminhada leve, o exercício vai te ajudar a despertar e te dar mais energia.

Coma de forma saudável: evite comidas pesadas ou gordurosas, que podem te deixar inchado e sem energia. Opte por frutas, vegetais e alimentos ricos em proteína.

Beba bastante água: a desidratação pode causar fadiga e baixa energia. Beber pelo menos 8 copos de água por dia vai te hidratar e te manter ativo.

Dê um tempo para você: faça coisas que gosta e que relaxam você. Isso irá restaurar suas energias e te deixar pronto para enfrentar o dia com entusiasmo.

Dê descanso ao seu corpo: o corpo precisa de descanso para poder funcionar adequadamente. Se você estiver cansado, reserve um tempo para descansar e recuperar as forças. Mantenha uma mente positiva: ter uma atitude positiva é importante não só para o seu bem-estar geral, mas também para a sua energia. Evite pensamentos negativos e tente enxergar o lado bom das coisas.

Exercícios para despertar a sua energia

Quem nunca se sentiu cansado e sem energia? A vida moderna pode ser muito estressante e exaustiva, e às vezes pode ser difícil manter a energia necessária para enfrentar o dia. Se você se sente sem energia, não está sozinho. Muitas pessoas lutam para manter o nível de energia que precisam para levar uma vida normal. Felizmente, existem alguns exercícios que podem ajudar a despertar a sua energia e deixá-lo pronto para o dia.

Uma das principais razões pelas quais as pessoas ficam sem energia é o estresse. O estresse pode afetar o seu corpo de muitas maneiras, incluindo a interrupção do sono, aumento da ansiedade e diminuição da imunidade. Se você é uma daquelas pessoas que sofre de estresse crônico, pode ser útil praticar técnicas de relaxamento, como a yoga ou a meditação. Também é importante fazer tempo para se divertir e relaxar. Encontre um hobby que você goste e reserve um tempo para fazer isso todos os dias.

Outra causa comum de falta de energia é a má alimentação. Se você não estiver se alimentando de forma adequada, seu corpo não terá a energia necessária para funcionar corretamente. Certifique-se de incluir muitas frutas e vegetais em sua dieta, bem como proteínas magras e carboidratos complexos. Também é importante evitar alimentos processados e açúcares, que podem realmente causar a fadiga. Beber muita água também é importante, pois a desidratação pode causar cansaço.

Por último, mas não menos importante, a atividade física regular pode ajudar a despertar a sua energia. Mesmo que você não se sinta particularmente disposto, levantar-

"Uma das principais razões pelas quais as pessoas ficam sem energia é o estresse. O estresse pode afetar o seu corpo de muitas maneiras" se e se mexer vai ajudar a aumentar a energia. Se possível, tente fazer pelo menos 30 minutos de atividade física moderada todos os dias. Andar, nadar, andar de bicicleta e dançar são todas ótimas maneiras de se manter ativo e despertar sua energia.

Existem muitas outras maneiras de aumentar a sua energia, mas esses são alguns dos exercícios mais eficazes. Se você se sentir sem energia, experimente implementar algumas dessas dicas na sua rotina. Você pode ser surpreendido com o quão rápido sua energia aumenta.

Então, sei que repeti algumas sugestões já mencionadas, mas são muito importantes, pois tudo faz parte da nossa vida e nos equilibra.

Alimentação e descanso para manter a sua energia equilibrada

Desde o início dos tempos, o homem tem procurado formas de cuidar da sua energia. A energia é o que nos mantém vivos e ativos, e é por isso que é tão importante mantê-la equilibrada. Existem muitas formas de fazer isso, mas a alimentação e o descanso são os dois principais pilares.

A alimentação assume um papel central na busca pelo equilíbrio energético, pois é ela que nos sustenta. Optar por uma dieta rica em nutrientes proporciona uma sensação revitalizante, aumentando nossa disposição. Por outro lado, a escolha por alimentos processados e pouco nutritivos pode levar à fadiga e à sensação de cansaço. Portanto, atentar para o que consumimos e fazer escolhas alimentares mais saudáveis torna-se crucial.

O descanso também é muito importante para manter a energia equilibrada. Quando dormimos, o nosso corpo se regenera e se prepara para o dia seguinte. Se não descansarmos o suficiente, ficaremos cansados e não teremos energia para enfrentar o dia. Por isso, é importante garantir um bom descanso todas as noites.

Além da alimentação e do descanso, outras formas de cuidar da sua energia são a prática de exercícios físicos, a meditação e a relaxação. Todas essas atividades ajudam a manter o nosso corpo e a nossa mente saudável, o que nos permite ter mais energia para enfrentar o dia.

Para cuidar da sua energia, é preciso se cuidar, para fazer seu equilíbrio. Alimente-se bem, descanse o suficiente e pratique atividades que te deixem bem. Cuide da sua energia e ela cuidará de você.

A energia é essencial para todas as atividades da nossa vida. É ela que nos impulsiona a seguir em frente e a conquistar os nossos objetivos. Por isso, é muito importante trabalharmos constantemente a nossa energia, para que possamos nos sentir melhor e mais dispostos para encarar os desafios.

Então, se cuide, para não deixar sua energia se desequilibrar e estar bem, acima de tudo, pois quando estamos em equilíbrio, nada nos afeta, cuide de você e da sua autoestima.

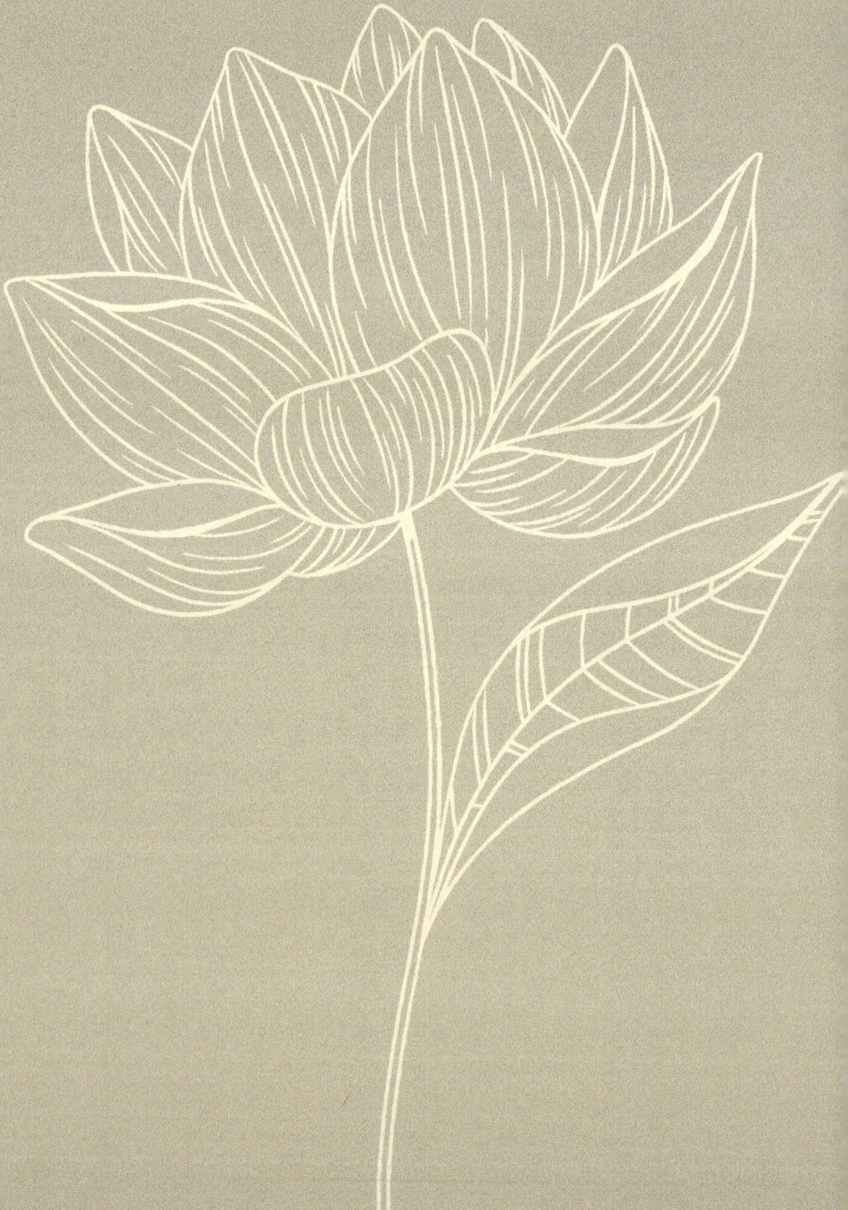

13.

COMO FUNCIONA SEUS PENSAMENTOS

RAQUEL BIBIANA DA SILVA

EXPANSÃO DA CONSCIÊNCIA: ENTENDA COMO FUNCIONA SEUS PENSAMENTOS, RECONHEÇA SEU PADRÃO

Neste capitulo vou conduzir você a uma compreensão de como funciona o processo do pensamento. Sou *Master Practitioner*, em Programação Neurolinguística, a famosa PNL. Vou escrever sobre o pensamento com o olhar deste campo de conhecimento.

Vou utilizar um dos pressupostos da PNL. O modelo que fazemos do mundo ao nosso redor com nossos cérebros e nossa linguagem, não são o mundo em si mas apenas uma representação dele. Ao longo da vida aprendemos tudo que sabemos, para cada aprendizado criamos uma representação mental. Por exemplo se eu dizer para você a palavra morango, o que vem a sua mente agora? Sua resposta é o pensamento que se constrói a partir das representações que você aprendeu a dar a ele. Quando eu pensei no morango veio a minha mente, bonito, gostoso, mais tem resíduo de agrotóxico. Aqui sobre a minha mesa tem duas bandejas, vou fazer uma geleia para minha filha, ela adora. Para ela o morango tem a representação de uma fruta magica, deliciosa.

E para você, qual representação tem? Assim construímos o modelo das coisas dentro de nós. Usei um exemplo bem simples para você compreender que os pensamentos de cada pessoa são formados a partir das representações mentais que o indivíduo aprende e faz desde o seu nascimento. Na PNL chamamos de mapa. O referencial que a pessoa tem de mundo, que controla e conduz suas ações. E a surpresa é que ele pode ser trabalhado e modificado. Neste sentido, você pode transformar uma representação ruim em algo positivo. Porque toda situação que vivemos tem vários pontos de vista a serem considerados.

Importante você trazer a consciência seus padrões de pensamentos para conseguir modificá-los. Vou contar para vocês um exemplo meu, há alguns anos atrás eu iniciei a academia com um objetivo de emagrecer. Lembro que quando eu aproximava dos aparelhos eu fazia vários pensamentos negativos tipo "muito difícil", "não vou conseguir fazer toda a série," "pra que isso", "não vai funcionar" fiquei na academia 3 meses e sai. Este padrão de pensamento inconsciente me afastou do meu desejo consciente que era emagrecer. Fiquei muito tempo sem entender o porquê aquilo tinha acontecido comigo. Fiz uma representa-

"IMPORTANTE VOCÊ TRAZER À CONSCIÊNCIA SEUS PADRÕES DE PENSAMENTOS PARA CONSEGUIR MODIFICÁ-LOS"

ção que eu era fraca e jamais conseguiria correr na esteira com um bom desempenho. Após fazer meu curso *Master Practitioner* em PNL identifiquei meu padrão negativo de pensamento que me tirou da academia. Recentemente voltei a academia, malho todos os dias bem cedinho, consegui perder peso e estou feliz e realizada de estar dando conta de fazer uma atividade física com prazer.

Hoje quando olho para os mesmos aparelhos, na mesma academia eu penso "vamos lá Raquel" "você está conseguindo" tenho animo, força e foco me alimentando todos os dias da representação positiva que criei para minha saúde. Você já viu falar que pensamento positivo faz milagre? Pois é! Está fazendo comigo. A mesma linha de raciocínio é usada para questões complexas também. Para falar de emoções, acontecimentos, experiências. Vou contar uma experiência de consultório. Uma mulher que vou chama-la de M. M tem duas filhas.

Era na tal e M estava feliz na casa de sua mãe com seu marido. O marido de M era um professor muito trabalhador e conhecido na região. Na manhã seguinte após o natal o marido de M amanhece morto, um infarto fulminante. Naquele instante M começou a contar uma história para o seu cérebro. Sou infeliz, perdi meu marido, vou ficar com duas filhas pequenas pra criar, não posso mais trabalhar, nunca vou encontrar alguém como ele. Veja bem querido leitor, a representação que M deu conta de dar para aquele acontecimento trágico. O recurso que M disponibilizava no seu mapa de experiências sobre a perda de alguém era que quando alguém morria ela precisava ficar triste, perder o sentido das coisas. Enfrentamento que M viu sua mãe passar quando perdeu o marido. A mãe de M perdeu o marido e ficou depressiva por 30 anos, ate comida tinha que receber na boca.

M estava neste estado de pensamentos negativos e deitava para tentar esquecê-los há 18 anos. A boa notícia é que M chegou à terapia e começou a criar novas representações de pensamentos. Hoje ela conta uma nova história para seu cérebro. M diz, meu marido faleceu de infarto fulminante, fiquei com duas crianças pra cuidar, ele era muito trabalhador deixou uma pensão maravilhosa para eu poder ficar em casa cuidando das crianças. Hoje que meus filhos são adultos voltei pra faculdade estou terminando meu curso de contabilidade. Vou encontrar alguém para namorar porque sou especial e maravilhosa.

M fez uma cirurgia plástica já não precisa mais dormir para esquecer seus pensamentos negativos intrusivos. Hoje ela aciona belas memórias do marido dentro de si. Porque sabe que pertencem a ela e pode acessá-las quando bem quiser. Você também pode transformar seus pensamentos negativos em ações positivas. Estou aqui entregando o que faço no um a um em uma sala de consultório para milhares de pessoa. Pra mim está é a chave que abre o cofre da felicidade.

Quando você reconhece seu padrão de pensamento, como você o representa a transformação pode começar a acontecer. Preste atenção hoje ao formato de pensamento que você tem. Tome nota deles por vários dias e vai descobrir como eles se repetem em vários momentos. Gosto de fazer uma atividade em consultório quando recebo um paciente que tem muitas queixas de remorso, raiva e culpa em relação aos pais ou ex-marido. Peço para resgatar momentos de alegria, amor, conexão com a pessoa. Desta forma, conseguimos ampliar o campo de visão do paciente em relação a outra pessoa.

Pensamentos são sua força e fraqueza. Tudo depende do alimento que você dá a ele. Para cada pensamento negativo escreva possibilidades positivas.

Você pode começar com estas perguntas: o que posso melhorar nessa área? O que eu desejo ao invés disso? Qual aprendizado positivo eu posso tirar dessa experiência que me permitirá fazer diferente no futuro?

Boa sorte. E lembre-se de compartilhar suas experiências conosco.

14.

ENTENDA O PODER DO AGORA

DENISE DE ASSIS OLIVEIRA

ENTENDA O PODER DO AGORA: A IMPORTÂNCIA DO PRESENTE PARA O SEU FUTURO

O presente é o único momento que temos para agir e, por isso, deve ser aproveitado ao máximo. Muitas vezes, ficamos presos no passado ou preocupados com o futuro e esquecemos de viver o agora. Mas é justamente neste momento que devemos estar atentos, pois o presente é o que molda o nosso futuro.

Quando estamos no presente, temos acesso às nossas emoções e às nossas intenções. É neste momento que podemos escolher como queremos nos sentir e quais ações tomamos para alcançar nossos objetivos. O presente também é um bom momento para praticar a gratidão, pois só temos a ganhar com isso.

Ser grato pelo que se tem ajuda a atrair mais coisas boas para a vida e traz uma sensação de bem-estar. Além disso, quando estamos no presente, somos capazes de perceber as coisas com mais clareza e tomamos decisões mais conscientes. Por isso, é importante aprender a viver o agora e tirar proveito deste poderoso momento.

O PODER DO AGORA

Para falar sobre o Poder do AGORA, de estar presente, vou me basear no livro O PODER DO AGORA, do Eckhart Tolle, esse livro é um manual prático que nos ensina a tomar consciência dos pensamentos e das emoções que nos impedem de vivenciar plenamente a alegria e a paz que estão dentro de nós mesmos. Pois raramente estamos no nosso momento, pensamos no futuro e nunca no presente, no agora, quando estamos conectados conosco mesmo, ficamos no momento atual e somos mais felizes.

Há muitas maneiras de se viver a vida, e todas elas são boas e valiosas. Mas há uma maneira especial de se viver a vida, que é o poder do agora. O poder do agora é o poder de estar totalmente presente no momento presente. É o poder de não deixar que a mente fique vagando pelo passado ou pelo futuro, mas sim estar completamente concentrado no aqui e agora. Quando estamos totalmente presentes no momento presente, somos capazes de ver as coisas com clareza e tomarmos as melhores decisões para nós mesmos. Somos capazes de nos conectar com a fonte de toda a sabedoria e amor que existe dentro de nós. O poder do agora é o segredo para uma vida feliz e realizada. É a chave para um relacionamento saudável e harmonioso com os outros. É a chave para um mundo mais compassivo, tolerante e amoroso.

A IMPORTÂNCIA DE ESTAR PRESENTE

Muitas vezes, estamos no passado ou futuro e nos esquecemos de estar presente no agora. Vamos falar sobre a importância de estar presente.

Estar presente significa estar consciente do que está acontecendo aqui e agora. Parece simples, mas muitas vezes não conseguimos fazer isso. Estamos constantemente pensando no que aconteceu no passado ou preocupados com o que vai acontecer no futuro. Isso nos impede de aproveitar o momento presente e de sermos plenamente conscientes das coisas boas que estão acontecendo agora.

Aqui vamos discutir algumas das vantagens de se estar presente:

1) **Aumenta a sua produtividade -** Se você estiver concentrado no que está fazendo, irá fazê-lo melhor e mais rápido do que se não o estiver. Quando não prestamos atenção ao que estamos fazendo, perdemos tempo refazendo as coisas ou cometemos erros desnecessários.
2) **Melhora as suas relações -** Se você realmente presta atenção nas pessoas com quem conversa, elas saberão e apreciarão isso. Você poderá cons-

truir relacionamentos mais fortes e significativos se der às pessoas a atenção que elas merecem.

3) **Ajuda a reduzir o stress -** Quando você para de se preocupar com o passado e o futuro e se concentra no presente, você automaticamente reduz sua ansiedade e stress. Você percebe que muitas das coisas pelas quais se preocupava não são tão importantes assim, e aprende a relaxar e desfrutar do momento presente.

4) **Faz você sentir mais feliz -** Quando prestamos atenção às pequenas coisas boas que acontecem todos os dias, nos sentimos mais felizes. Apreciamos melhor os prazeres simples da vida, como tomar um café fresco ou conversar com um amigo.

5) **Enriquecimento da experiência de vida -** Se você realmente presta atenção nas experiências que tem, elas ficam gravadas na sua memória de maneira mais clara e detalhada. Você também é capaz de tirar mais proveito delas enquanto elas acontecem. As lembranças dessas experiências tendem a ser muito gratificantes e podem ser revisitadas sempre que quisermos recordá-las.

A IMPORTÂNCIA DE SE CONCENTRAR NO PRESENTE

Quando estamos no presente, nos conectamos com a nossa essência e somos mais felizes. A importância de estar presente é estar em sintonia com a nossa verdadeira natureza. Ao estarmos presentes, abrimos oportunidades para que as coisas boas aconteçam em nossas vidas.

É importante estar presente no momento presente por diversas razões. A principal é que, quando nos concentramos no agora, nos conectamos conosco mesmo. Somos mais capazes de ouvir e compreender o que o nosso corpo e a nossa mente estão a tentar comunicar-nos. Podemos ainda desfrutar do momento sem nos preocuparmos com o que acontecerá no futuro. Vivemos num mundo onde é cada vez mais fácil ficarmos presos nas nossas mentes, analisando o passado ou preocupados com o futuro. No entanto, se permanecermos focados no presente, podemos usufruir da vida ao máximo e sermos mais felizes.

Deixando o passado para trás

O passado é composto de experiências e lembranças, algumas boas e outras nem tanto. Às vezes, ficamos presos ao passado e não conseguimos avançar na vida. Isso nos impede de viver o presente e de sermos felizes.

O segredo para deixar o passado para trás é simplesmente permitir que as coisas aconteçam. Não podemos controlar tudo o que acontece na vida, mas podemos controlar como reagimos a esses eventos. Se algo nos incomoda, temos que lidar com isso de uma forma saudável, sem ficar remoendo o passado.

Também precisamos aprender a perdoar, tanto os outros quanto a nós mesmos. O perdão nos liberta das amarras do ressentimento e da mágoa, permitindo que sigamos em frente com a vida. Aprender a viver no presente é essencial para o seu futuro. Quanto mais você estiver no agora, mais consciente estará dos seus atos e das consequências que eles podem ter. Aprender a lidar com as emoções, a reconhecer os seus medos e anseios, e a administrar sua ansiedade é um grande passo para uma vida mais plena e satisfatória. Não deixe o futuro te assombrar, aprenda a viver no agora e aproveite cada momento!

As pessoas costumam viver em dois tempos: o passado e o futuro. No entanto, o presente é o único tempo que realmente existe. O passado não pode ser mudado e o futuro ainda não chegou. Tudo o que temos é agora. É importante lembrar que o presente não é um ponto no tempo, mas sim uma experiência que estamos vivendo no momento. Podemos escolher como viver essa experiência, de forma plena e consciente. Quando estamos presentes, nos conectamos com a essência de quem somos e com o propósito de nossas vidas. Vivemos de forma mais intensa e consciente, saboreando cada momento. No entanto, muitas vezes ficamos presos no passado ou na ansiedade pelo futuro, perdendo a chance de curtir a vida agora. Se você quer ter um futuro melhor, comece investindo no presente!

Por fim, é importante ter em mente que o presente é a única coisa real que temos. O passado já aconteceu e não podemos mudá-lo. O futuro ainda não existe e não sabemos o que nos reserva. Aproveite o agora e concentre-se em ser feliz no presente!

15. EXPANSÃO E SOLITUDE

RAQUEL BIBIANA DA SILVA

Começo este capítulo trazendo uma conceituação didática sobre solitude e solidão. Precisamos entender a diferença entre uma e outra. A solitude é positiva é um convite a querer estar só em momentos de encontro consigo mesmo, com sua essência e força, a solidão é estar só.

A solitude é um sentimento leve, dinâmico, feliz, um ato de amor próprio, em que a pessoa se sente bem estando sozinho, sua própria companhia é seu prazer. É um estado de plenitude e conexão. A solidão desconecta, traz tristeza, sentimento de vazio, mal estar, de não ter ninguém. É comum o sentimento de solidão trazer pensamentos negativos sobre autoestima, como, ninguém me ama, sou feio, estou gorda, não me relaciono bem com pessoas.

Pensamentos que crescem e podem se transformar em ansiedades e fobias. Como canta Alceu Valença.

> *"A solidão é fera, a solidão devora. É amiga das horas prima irmã do tempo, e faz nossos relógios caminharem lentos. Causando um descompasso no meu coração."*
>
> (SOLIDÃO. Alceu Valença)

Na minha jornada de 17 anos de casada precisei aprender a ficar só para estar bem e acredito que preciso me libertar da dependência do outro. Ainda hoje preciso encontrar com o silêncio que me devolve a mim. Em casa vez ou outra eu falo com minha família que eles podem ir à igreja, ao shopping, ao supermercado, a festas sem mim porque naquele dia eu preciso do meu tempo para mim. Talvez soe estranho pra você, mas me faz um bem enorme experimentar a solitude no silêncio da casa.

Nas viagens que fazemos em família anualmente sempre busco e usufruo destes momentos em sintonia comigo. É necessário estabelecer uma distância segura entre meu interior e o outro. É isso que faço. Lembro agora de quando meus filhos eram bem pequenos e precisavam de ajuda para se alimentarem. Sempre oferecia a comida a eles primeiro, organizava para que relaxassem após a refeição enquanto comia em silêncio e calma. Sempre funcionou muito bem.

No cotidiano corrido pode ser bem difícil encontrar tempo de solicitude ainda mais com companhias virtuais constantes e de fácil acesso. Quero propor para você que organize pequenos encontros consigo, um café, uma respiração profunda, um fechar e abrir os olhos consciente. Pequenas ações para encontrar sua essência.

Tem momentos que sentimos a necessidade de ficar só, da mesma forma que precisamos de comida, dinheiro, descanso e higiene. Interessante que enquanto escrevo a vocês relembro meu encontro com a solicitude na minha infância. Vou contar uma parte pra vocês.

Sempre fui confrontativa comigo mesma com as pessoas e com tudo ao meu redor. Em uma família de pele morena e lábios grossos nasci de parto normal com lábios finos e pele clara. Instaurando ali a indiferença e minha luta por autoaceitação. Meu temperamento é de uma pessoa conectiva. Quando criança conectava com tudo que existia ao meu redor. Os pés de laranjeiras, o cafezal, a estrada de chão, o cheiro da terra molhada, os animais, brincadeiras de roda. Festas e comemorações eram os meus momentos preferidos.

Cresci sem ninguém nunca ter me perguntado como eu estou? Nem sabia que existia um eu. Por vezes as lágrimas regavam o clamor da alma. Por escuta e compreensão. Me vi obrigada a desenvolver um caminho de autocompreensão e autoaceitação.

Vou contar uma história. História do tatuzinho. A menina e o tatu. A menina sou eu. Era uma vez uma menina idade 3 aos 13 anos gostava de brincar de uma brinca-

"Estamos vivos
e em constante
crescimento em
direção ao nosso
grande encontro
com nossa essência"

deira que mais tarde definiu seu destino e a fez encontrar a felicidade e o sentido pra vida. Lembrar desta história me deixa profundamente emocionada. Nas horas de folga da escola e do trabalho estava a menina cabelo arrepiado, pés sujos, descalça, roupas pequenas, sozinha. Era uma das poucas brincadeiras que ela não gostava de companhia. Preferia estar sozinha.

Deitava no chão e começa a cutucar com um pedacinho de pau um buraquinho de areia no chão. Ela sabia que dentro do buraquinho tinha um tatuzinho. Tinha dias que ele demorava aparecer, em outros dava as caras rapidinho, ou se ela desse sorte conseguiria vê-lo sem esforço. Mas era bem difícil porque ele era esperto e certamente tinha medo da morte. Ela brincava por horas até alguém chamá-la. As pessoas sempre incomodavam com aquele interesse estranho que ela tinha. Aos olhos dos outros talvez irrelevante. Pra ela a melhor investigação do mundo. Simplicidade, brincadeira de criança, solidão e solitude.

Encontro comigo e uma escolha profissional definida. Tatuzinho é um mini bichinho que vive dentro de um buraquinho de areia, pra mim ele é brincalhão, atraente, flexível, olha profundamente nos olhos, tem alto controle, sai quando é incomodado do buraquinho. Hoje lido com a angústia das pessoas, em consultório, solitude é minha companheira. Estamos vivos e em constante crescimento em direção ao nosso grande encontro com nossa essência. Tem momentos que é necessário escolher estar sozinho para se recompor e voltar ao convívio. Saúde psíquica é quando você dá conta de transitar entre os dois universos. Solitude e companhia.

É importante que o hábito de ficar sozinho seja um momento de desenvolvimento e não uma oportunidade para o uso excessivo de tablets, celulares e tvs. Estou escrevendo desta forma porque é muito comum adolescentes e crianças querer ficar sozinhas para desfrutar de eletrônicos.

Quero também chamar a atenção para a população idosa do nosso país, tenho uma irmã que trabalha com geriatria e conversamos muito sobre o impacto dos comportamentos humanos nesta fase. Deixo aqui minha contribuição para você que tem um idoso em casa. O trabalho ocupa um grande espaço de tempo e sentido pra vida na terceira idade. Quando o idoso não apresenta condições físicas e emocionais para exercer as atividades laborais acontece uma perda expressiva do sentido da vida e vejo que a solidão aparece com força.

Desaparecem os amigos e contatos. A família está ocupada, na correria. Já atendi idosos que adoeceram por não ter com quem conversar, morando em casa com os filhos. Cada filho com seu telefone, na correria. E o idoso com sentimento de solidão e inutilidade. Desejando a morte antes do tempo. Cabe a família elaborar um plano de cuidados para que este idoso seja reintegrado dentro de suas condições ao convívio. Efetivamente é responsabilidade do próprio idoso e da família. Se você precisar de ajuda sobre isto faça contato conosco. Nos conte sua história.

Referência:

ALCEU VALENÇA. Solidão [música]. Disponível em: http://letras.mus.br/alceuvalenca/44016/

Tb: Vídeo com música clipe: http://www.youtube.com/watch?v=lO1rFozHB ZE; Vídeo com o cantor e compositor Alceu Valença: http://www.youtube.com/watch?v=PH0GyvuPbGg

16. ENCONTRE SEU EU: A JORNADA PARA SE CONHECER A SI MESMO

DENISE DE ASSIS OLIVEIRA

A busca pela felicidade é uma das principais motivações da vida humana. Todos nós queremos ser felizes e, por isso, buscamos constantemente o melhor para nós mesmos. Mas, às vezes, nos esquecemos de que a verdadeira felicidade está dentro de nós e que só depende de nós mesmos encontrá-la.

Para alcançar a verdadeira felicidade, precisamos expandir a consciência. A consciência é o nosso instrumento mais poderoso para a realização dos nossos objetivos e sonhos. Quanto mais conscientes somos, mais capazes somos de criar a vida que desejamos.

Ninguém nasce sabendo quem é, ou pelo menos, quem será. A jornada para se conhecer a si mesmo é longa e, às vezes, difícil. Mas vale a pena. Só assim é possível viver de acordo com os seus valores e criar uma vida que realmente importa para você.

Neste capítulo, você vai aprender:

- Por que é importante se conhecer;
- Como começar a jornada para se conhecer;
- O que você pode descobrir sobre si mesmo;
- Como isso pode transformar sua vida.

A IMPORTÂNCIA DE SE CONHECER A SI MESMO

O ser humano é uma das mais complexas criaturas do universo. Ainda que possamos passar a vida inteira tentando nos conhecer, nunca chegaremos ao fundo do poço. Isso não significa, no entanto, que não valha a pena o esforço. O autoconhecimento é extremamente importante para todos nós, pois só assim podemos saber quem somos de verdade e o que queremos da vida.

Muitas pessoas vivem na ilusão de que conhecem a si mesmas, mas na verdade só têm uma ideia superficial de quem são. Elas se baseiam em premissas erradas e acabam seguindo o caminho errado. Por outro lado, aqueles que se conhecem de verdade são capazes de tomar as decisões certas na vida e alcançar a felicidade.

O QUE IMPEDE AS PESSOAS DE SE CONHECEREM?

Muitas pessoas acreditam que conhecer a si mesmo é o primeiro passo para o crescimento pessoal, mas na verdade, isso nem sempre é tão fácil quanto parece. Muitas vezes, somos nossos próprios piores inimigos e não conseguimos enxergar as coisas de forma objetiva. Vou abordar alguns dos principais fatores que impedem as pessoas de se conhecerem e crescerem.

AS DIFERENTES FORMAS DE SE CONHECER A SI MESMO

Não há um único caminho para se conhecer a si mesmo. Cada pessoa tem sua própria maneira de descobrir quem ela é e o que quer da vida. Algumas pessoas usam a introspecção, outras conversam com os amigos, e outras ainda buscam a orientação de um terapeuta ou *coach*. O importante é que você encontre o método que funciona melhor para você e siga em frente na sua jornada de autodescoberta.

Aqui, vamos explorar algumas das maneiras pelas quais as pessoas podem se conhecer melhor. Você aprenderá sobre diferentes técnicas de introspecção e descobrirá como elas podem ajudá-lo a se conhecer melhor. Além disso, daremos algumas dicas sobre como conversar com os outros de uma maneira que promova o autoconhecimento.

As diferentes formas de se conhecer a si mesmo são importantes, pois nos permitem nos descobrir melhor. Podemos usar técnicas de introspecção, meditação ou até mesmo terapia para isso. Todas essas ferramentas nos ajudam a compreender nossos pensamentos, sentimentos e comportamentos, além de identificar nossas crenças e valores. Conhecer-se bem é fundamental para tomar decisões mais conscientes e construir uma vida mais plena e satisfatória.

A JORNADA PARA SE CONHECER A SI MESMO

A jornada para se conhecer a si mesmo pode ser longa e difícil, mas vale a pena. Ninguém melhor do que você pode cuidar de si mesmo e, para isso, é preciso conhecer

"À MEDIDA QUE
ENFRENTAMOS OS DESAFIOS
DA VIDA, APRENDEMOS
MAIS SOBRE NÓS MESMOS
E DESENVOLVEMOS UM
SENSO MAIS PROFUNDO
DE AUTOCONHECIMENTO"

suas necessidades. Só assim você poderá fazer escolhas conscientes e ter um controle maior da sua vida.

Você verá como começar a se conhecer melhor e quais são as principais ferramentas para isso. Além disso, também abordaremos os principais obstáculos que podem surgir nessa jornada e como superá-los.

Quais os principais obstáculos para o autoconhecimento

O autoconhecimento é um processo de compreensão de si mesmo, de quem somos e de como pensamos e nos sentimos. É um caminho para a realização pessoal e o bem-estar. Mas, infelizmente, nem todos têm acesso a esse conhecimento. Muitas vezes, os obstáculos para o autoconhecimento são externos - família, cultura, religião - mas às vezes são internos, como medo, vergonha ou falta de confiança. Vamos explorar os principais obstáculos para o autoconhecimento. Vamos ver como esses obstáculos se manifestam e quais são as suas consequências. Também vamos discutir algumas estratégias que podem ajudar a superá-los.

Como superar esses obstáculos de encontrar seu próprio EU

Desde o início da nossa existência, somos confrontados com obstáculos. Alguns são fáceis de superar, outros nem tanto. No entanto, todos eles nos ajudam a crescer e evoluir. À medida que enfrentamos os desafios da vida, aprendemos mais sobre nós mesmos e desenvolvemos um senso mais profundo de autoconhecimento. Isso nos permite encontrar o nosso verdadeiro eu e descobrir o que realmente importa para nós.

A jornada para se conhecer a si mesmo é um processo único, individual e intransferível. Ninguém pode fazer esse trabalho por você – é necessário que você mesmo faça esse esforço. Somente ao encontrar e reconhecer suas próprias limitações é que você poderá começar a trabalhar para ultrapassá-las. A expansão da consciência é um caminho sem volta, e quanto antes você iniciá-la, maiores serão as chances de alcançar seus objetivos e realizar seus sonhos.

A jornada para se conhecer a si mesmo é uma busca constante. Mas vale a pena, pois só assim é possível criar uma vida que realmente importa pra você. É preciso estar aberto às experiências novas, ouvir as opiniões de outras pessoas e refletir sobre elas. Essa busca por autoconhecimento envolve todos os aspectos da sua vida: profissional, emocional, espiritual etc. Procure ler sobre diversos assuntos, participar de palestras e cursos e conversar com amigos sobre temas importantes para você. Só assim é possível descobrir quem você realmente é!

17.
DEPOIMENTOS DE PESSOAS REAIS QUE EVOLUÍRAM SUA CONSCIÊNCIA

DEPOIMENTO 1

Nestes depoimentos foi preservado a identidade real das pessoas. Os nomes foram trocados para não serem identificados.

Olá, me chamo Maria tenho 16 anos e hoje vim contar para vocês um pouco da minha história. Minha história com os relacionamentos abusivos e o que aprendi com eles.

Sempre fui uma menina muito ansiosa, meus professores sempre alertavam minha mãe sobre acontecimentos causados pela ansiedade. Aos nove anos comecei a ter crises fortes, de pânico e ansiedade. A vontade de morrer andava ao meu lado. Conheci logo cedo o lado amargo da vida.

Quando pequena não tinha uma relação boa com meus pais, eles viviam brigando e isso me fazia muito mal, uma pobre criança que sentia culpa e tinha a certeza que tudo aquilo era responsabilidade dela. Ainda aos 9 anos, descobri o gosto do álcool e um em um pequeno maço de cigarro encontrei meu refugiu. Aos 10 continuei e nesses gostos amargos me afoguei, tentei pela primeira vez ir embora desse mundo que me fazia tão mal.

Me livrei, aos 12 eu me libertei, parei com tudo aquilo que fazia minha dor ser diminuída, graças a uma amiga, que me salvou da minha amigável inimiga, a bebida. Não foi fácil, lutei com as garras que nem tinha para conseguir me livrar daquela dor. Nos meus 13 anos eu finalmente tinha conseguido me livrar da dor que me aprisionava, aquilo que fazia meu coração arder em chamas. Mas aos 14 a pandemia chegou e todo meu trabalho sofrido foi esquecido, afundei mais uma vez.

Continuou nos 15 e hoje aos 16 faço terapia e acompanhamento psiquiátrico. Minha psicóloga, Raquel, e os remédios me salvaram dessa vez. Te contei minha história resumida, escrevi para vocês um pouco da minha dor. Mas e agora onde se encaixa as relações abusivas, e o que tenho aprendido com elas? Te conto agora.

Vamos voltar aos meus 14 anos, quando conheci um garoto. Ele era meu amigo, gostava muito dele, novamente, apenas como amigo. Um dia ele me pediu em namoro, pensei, porque não? Pior escolha que eu fiz foi ter aceitado. Ele era carinhoso, mas autoritário, me obrigava a ficar com ele, ficava com a mão em mim mesmo eu pedindo para não ficar. Ele tinha a mesma idade que eu, um pouco mais velho, talvez. Pensava que seria apenas um namoro adolescente, um carinho ali, um beijo aqui. Um namoro relativamente saudável, mas não foi como eu imaginei.

Eu já estava mal e ele foi o gatilho na minha arma para com que eu entrasse de vez na depressão, sofri muito com ele, mas não conseguia de modo algum terminar com ele, afinal a errada era eu. Eu que aceitei sem nem o amar do jeito que deveria, eu iria machucá-lo. Bom, era isso que eu pensava. Mas em um dia eu terminei com ele, mas eu não tinha ideia do que ele iria fazer. Ele contou tudo que eu havia confiado a ele e ainda me perseguiu na escola por meses. Foi muito difícil me livrar dele.

Aos 15 indo para os 16 conheci outro garoto, que eu amei verdadeiramente, ainda é difícil lidar com tudo que ele fez e ainda faz. Eu terminei com ele faz pouco tempo. Ele é uma pessoa muito boa, mas que estava passando por um momento muito difícil e que estava me usando de apoio, eu não conseguiria carregar minha dor e a dor dele nas costas.

Ele fazia chantagens emocionais mesmo sem perceber, eu acredito que ele nunca percebeu porque quando eu falava com ele, me pedia desculpas e tentava concertar. Mesmo ele não conseguindo e repetindo o mesmo erro milhares de vezes eu tive paciência até chegar no meu limite e eu pela primeira vez pensar em mim e decidir dar um tempo com ele. Tirei um peso enorme das costas. Dói, dói muito vê-lo na escola todos os dias, porque eu o amo muito, mas nunca que a dor que eu estou sentindo agora se compararia com a dor que eu senti quando estava com ele.

Tomei consciência quando percebi que não merecia ser tratada de tal maneira, como ele me tratava diferente das minhas amigas, eu não merecia e nem nunca vou merecer nada disso. Lembre-se, ame-se em primeiro lugar.

Depoimento 2

Sou Neuza, tenho 59 anos, casada há 32 anos, tenho dois lindos filhos.

Em minha trajetória de vida vivenciei situações muito ricas e excepcionais. Venho de uma família bem numerosa de nove irmãos, mais um irmão adotivo e um sobrinho que ao nascer meus pais assumiram a sua criação.

Vivenciei muitas coisas bacanas e por ser uma família numerosa, fui apontada como a "menina" inteligente "certinha" e assim carreguei esta marca ao longo da minha vida, nunca me permiti errar, tinha que fazer tudo certo sempre. Sofri muito. Durante a vida carreguei o peso de não poder errar.

Hoje após um processo de autoconhecimento descobri que sou como os outros cheios de falhas, erros. E assim é a vida. Hoje consigo discordar e expor minha opinião. Sinto-me mais leve comigo. Consigo olhar para mim antes do outro.

Depoimento 3

Meu pai sempre foi o meu exemplo, aquele que eu amava e admirava, ver meu pai como pastor da igreja me enchia de orgulho, mas quando fiz 11 anos ele se envolveu em uma relação fora do casamento e saiu de casa, deixando eu e meu irmão de 2 anos.

Perdemos totalmente o contato e na época a situação ficou muito difícil, minha mãe precisava nos sustentar. Aos 11 anos assumi a responsabilidade de cuidar do meu irmão, fazer comida e cuidar da casa.

Isso me fez ficar muito magoada, me sentia triste por meu pai ter ido embora, mas não falava, chorava escondido de saudade dele, sofria, mas para as pessoas falava que o odiava, que ele não prestava. E assim ficamos por 16 anos eu e meu pai sem nos falar.

Até que um dia comecei a sentir muita dor no lado esquerdo do peito, a dor era tanta que me acordava de madrugada, fui para o hospital várias vezes achando que estava tendo um infarto, e todas as vezes os médicos diziam que não havia nada de errado, mas eu estava certa que tinha, pois a dor que eu sentia não era normal, fiz um check-up cardiológico e realmente não constou nada, nesse dia fui para casa disposta a tomar remédios controlados, eu não suportava mais essa dor, neste mesmo dia o meu tio me ligou e disse que o meu pai tinha tido um infarto, imediatamente senti Deus me falar que a dor que eu estava sentindo era o perdão que eu precisava liberar, fui até o hospital, olhei para meu pai e pedi perdão, dali em diante minha vida mudou, essa foi uma das melhores sensações que senti.

Hoje me tornei mais leve, mais feliz e principalmente entendi o poder de perdoar.

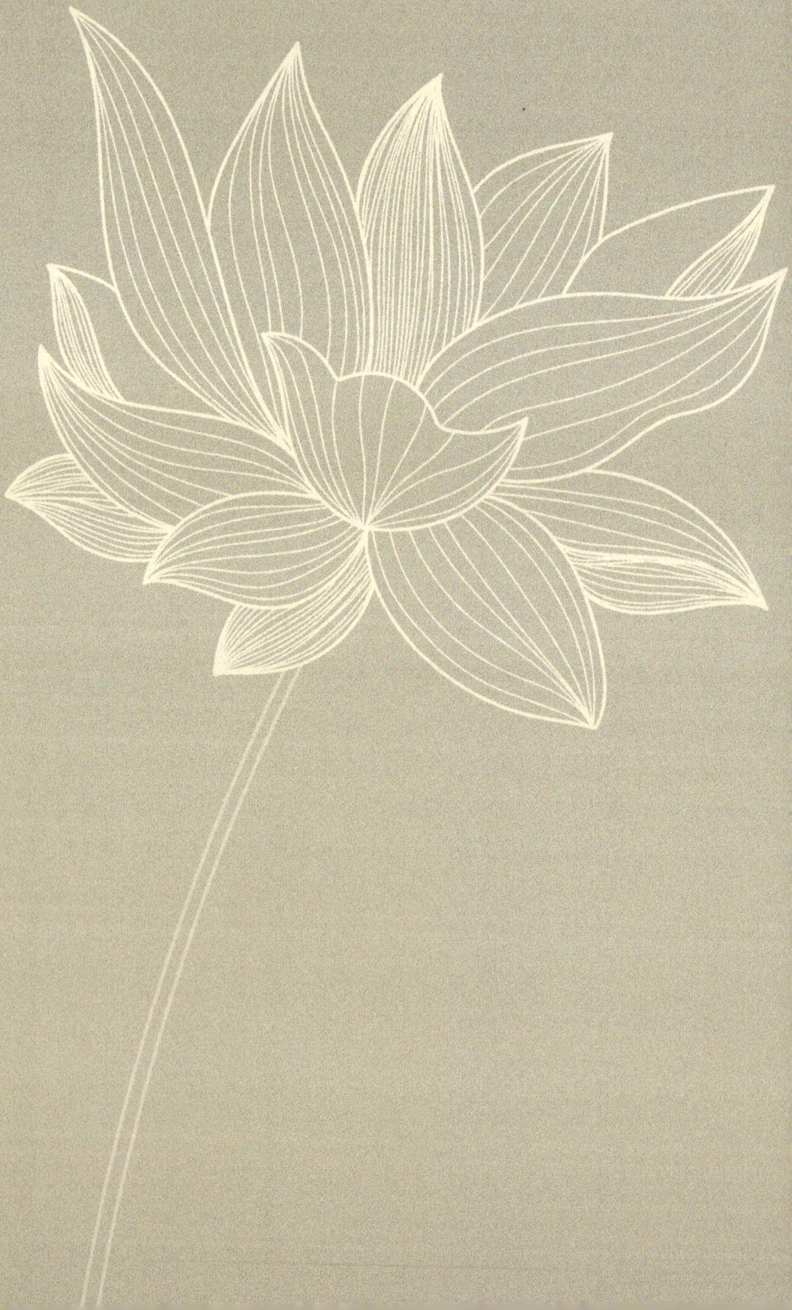

18. ENTREVISTAS

DENISE DE ASSIS OLIVEIRA

ENTREVISTA 1

Nesse capítulo, tive a honra de entrevistar 4 mulheres Terapeutas, que mudaram suas vidas com a expansão da consciência, a primeira a querida Tania Souto, minha aluna em 2016, uma terapeuta que com seus 70 anos inova e empreende e inspira a rodos os jovens.

Sua história é linda e de pura inspiração, uma pessoa muito conectada com a espiritualidade.

Foi lindo ler o que ela escreveu:

1) **Fale um pouco de você, sua idade, e como foi sua trajetória de cursos de expansão da consciência?**

   Eu, Tânia Gomes Souto, hoje com 70 anos, sou terapeuta holística há 28 anos. Na minha adolescência já sentia a necessidade de buscar um sentido para a minha vida, preencher um vazio que não conseguia identificar. Nessa busca frequentei o mosteiro Pico dos Raios em Ouro Preto/MG e me conectei muito com a meditação Zen que me abriu um portal para essa jornada de autoconhecimento e expansão da consciência.

Houve um momento, já casada, mãe de três filhos, trabalhando que negligenciei com esse caminho e quando percebi aquela mesma insatisfação recomecei a jornada que havia interrompido. Comecei fazendo o curso de Reiki, sou mestre, e através dessa técnica o processo de expansão da consciência foi tomando uma dimensão que eu não imaginava ser possível.

2) **O que é, para você, a expansão da consciência, e há quanto tempo você atua com Terapeuta?**

Olhar para o SER que sou, com a minha verdade, minhas dores, medos, traumas sombras, aceitar e amorosamente me curar é o que me conecta com um nível de consciência real, com o presente.

3) **Dê alguns exemplos da sua mudança ou o que você já fez que mudou sua vida?**

Fiz formações voltadas para autoconhecimento e desenvolvimento pessoal, pratico meditação, priorizo minha vida espiritual. Isso mudou minha relação comigo, com as pessoas, com o planeta. Sou UM com o TODO.

4) **Você acredita que todos podemos nos beneficiar da expansão da consciência? Por quê?**

Todos podemos nos beneficiar da expansão da consciência pois é nesse caminho que nos conectamos com o SER ESPIRITUAL que somos, com nossa essência. E, somos todos essência do Criador. Portanto, é uma qualidade de todos que só depende da escolha de cada um.

5) **Como podemos nos manter abertos às mudanças e à evolução constante?**

O autoconhecimento nos leva a identificar como ressignificar crenças limitantes, padrões, traumas e bloqueios que podem estar impedindo nossa evolução. Buscar técnicas para expansão da consciência, como Barras de Access e muitas outras ajudam nesse processo de expansão da consciência.

6) **Qual o maior desafio que enfrentou em sua jornada e o que aprendeu?**

Os desafios sempre vão existir e quando olhamos para eles com leveza em busca de uma solução vamos aprendendo a ter clareza para resolvê-los com mais equilíbrio. Diversas vezes me encontrei diante de desafios que pareciam sem solução e um deles foi quando eu me vi em uma situação muito estressante provocada por terceiros. Eu entendi que a única coisa a fazer era soltar, entregar ao Universo. E mais uma vez na minha vida a venceu o estresse e tudo fluiu da maneira que era correta.

7) **Quais as ferramentas e técnicas que você usa para expandir sua Consciência?**

Pratico meditação, Barras de Access, Thetahealing, Reiki, Ho'oponopono.

8) **Deixe um recado para o leitor e uma dica, como pode ser contribuição para que ele possa se transformar**

Para mim o caminho para a cura e evolução começa na jornada de autoconhecimento. Tudo que precisamos saber já está em nós no nível de consciência que precisamos acessar e que só acontece quando voltamos para dentro, para nossa essência. Essa jornada às vezes é difícil e sofrida, outras vezes é leve. Quanto mais você se conecta com o SER INFINITO que é, com suas virtudes, mais leve será esse caminho.

Entrevista 2

A segunda aluna, a querida Rosemeire Pereira, foi minha aluna em 2022, uma querida Psicóloga, com grande experiência e com muita conexão com a expansão da consciência, relato lindo e muito empreendedora.

Perguntas:

1) **Fale um pouco de você, sua idade, dos cursos que você já fez, e como foi chegar a ser Terapeuta e empreendedora?**

Tenho 58 anos e sou psicóloga, com especialidade em Psicopedagogia, Psicologia Positiva e Administração Hospitalar, fiz MBA Master em Gestão da Saúde e posteriormente realizei os Cursos de Coach Integral Sistêmico, Inteligência Emocional, Analista Corporal, Constelações Sistêmicas Familiares e Constelações na água. Curso básico de Barra de Access (1° nível) e atualmente sou especialista em Terapia de conflitos de relacionamentos sistêmicos.

Atuei na área hospitalar por 35 anos (1982 até 2017)

me aposentei na CLT e a partir daí me tornei empreendedora da Empresa Roseconsult, onde faço atendimentos em grupo (mentorias de Mindset) e individual na área da Psicologia. Tenho parceria com a Empresa Olivia Lobell (Método de Atração de Clientes) realizando mentorias e atendimentos individuais.

2) **Como você inova e se reinventa constantemente, e como associa isso a expansão da consciência?**

Realizo cursos constantemente e leio muito, geralmente de 10 a 12 livros por ano. Estou sempre atualizando meu currículo e exploro bastante as redes sociais, assistindo vídeos e cursos de meu interesse. Tenho acompanhamento supervisionado por colegas terapeutas que me ajudam a manter minha saúde emocional e paz interior. Sou muito focada nas soluções dos problemas e aprendi a reduzir muito as minhas crenças limitantes.

3) **O que acha que é necessário para expandir a consciência?**

Acredito que seja necessário realizar constantemente as nossas curas, tudo que vem para a consciência traz clareza e nos deixa mais leve. Acalmar a mente com meditações e visualizações também são muito importantes para expandirmos a nossa consciência.

4) **Tem alguma dica para as pessoas que desejam se manter criativas e produtivas?**

Eu entendo que quando desejamos alguma coisa e queremos usar a nossa criatividade é necessário determinação e foco. Para isso exige muito treino e constância.

5) Qual o segredo de ter clientes?

Estar bem consigo mesma, amar o que faz, realizar um trabalho sério e cuidar do bem-estar constantemente. Eu acredito que eu atraio clientes que precisam da minha ajuda e podem me pagar pelo meu serviço. Aprendi a não usar o esforço para prosperar, apenas a força da atração.

6) O que é empatia para você?

Empatia é se colocar no lugar do outro e sentir como ele está sentindo, com o olhar do outro naquela situação. Sem críticas ou julgamentos.

7) Cite alguns exemplos de pessoas que te inspiraram e mudaram suas vidas, ou até clientes que você percebeu mudanças.

Meus filhos e meus netos são meus melhores inspiradores, no entanto os meus mentores Olivia Lobell e Marcelo Bacchi me inspiram muito. Todos os meus professores, Mario Koziner, Vanessa Cesnic e Fernando Freitas também são ótimos inspiradores. Meus clientes estão sempre me surpreendendo, recebem meu método com muito amor e confiança, portanto o resultado é sempre bom para os dois lados.

8) Dê uma dica para os leitores sobre como se inspirar e de livros que você já leu.

Eu sempre acredito na minha FONTE, no meu Ser Interior, sempre faço perguntas quando tenho dúvidas e as respostas sempre aparecem no momento certo. A sabedoria do Ser está dentro dele mesmo e o trajeto para chegar aos resultados precisam ser vividos dia a dia. Amo muito o que faço, portanto, as vezes não percebo o tempo passar. Gosto de apreciar a natureza e viver um dia de cada vez. Gosto muito dos livros do Berth Hellinger (já li vários, mas gostei muito da Autobiografia do autor) livros do Prof. Paulo Vieira

(O Poder do autoconhecimento, O Poder da Alto Performance, o Poder da Ação e Fator de Enriquecimento), também os livros da Esther; Jerry Hicks (Peça e Será atendido e o Extraordinário Poder das Intenções) e indico também Limite Zero do Joe Vitale; Dr. Hew Len.

9) Quais são os seus principais objetivos para o futuro?

Terminar meu livro que contará minha trajetória e sobre o meu método para ajudar pessoas a melhorar seus relacionamentos.

Dar cursos online e atender grupos de pessoas que precisam de autoconhecimento e alta performance.

Entrevista 3

Em terceiro, uma aluna muito especial na minha vida:

Claudia Cubeiro, 51 anos, Terapeuta Enérgetica, que se tornou amiga e em alguns momentos também minha terapeuta, tem uma energia divina e uma capacidade de se conectar com as pessoas e transmitir o seu conhecimento de forma muito amorosa. Aprendo muito com ela. Foi uma alegria e muito expansivo receber tão lindas respostas. Claudia Cubeiro fala sobre Expansão da Consciência:

Uma honra você me dar o prazer dessa entrevista, que fará parte do meu primeiro livro: Expansão da

Consciência, que escrevi juntamente com minha amiga e Psicóloga Raquel Bibiana.

1) **Fale um pouco de você, e como foi sua trajetória de cursos de expansão da consciência.**

Sempre em busca de mais entendimento sobre a vida me considero uma eterna aprendiz.

Motivada pela minha mãe com livros de autoconhecimento não parei mais.

E tudo que venho aprendendo na minha jornada tenho procurado reverter em leveza para minha vida e clareza para os meus clientes como Terapeuta.

2) **O que é, para você, a expansão da consciência?**

Expansão de consciência é para mim um processo contínuo, onde ampliamos nossas percepções sobre nós e o Universo que nos cerca.

3) **Dê alguns exemplos da sua mudança ou o que você já fez que mudou sua vida.**

A expansão de consciência me trouxe grandes mudanças de mentalidade.

Ampliou o meu campo de considerações e possibilidades.

4) **Você acredita que todos podemos nos beneficiar da expansão da consciência? Por quê?**

Sim, claro! O nosso processo evolutivo passa pela expansão da consciência.

5) O que te fez querer expandir sua consciência?

A possibilidade de acessar e criar muito mais para a minha vida. A partir das mudanças de mentalidade.

6) Como podemos nos manter abertos às mudanças e à evolução constante?

Acredito que só no mental não damos conta não... é preciso unir mente e coração. Consciência e Espiritualidade.

7) Qual o maior desafio que enfrentou em sua jornada e o que aprendeu?

Meus próprios dogmas herdados e criados por mim.

Ainda estou no processo.

8) Quais as ferramentas e técnicas que você usa para expandir sua consciência?

Existem diversas ferramentas que eu poderia citar aqui... Mas, no meu ponto de vista, não existe ferramenta melhor...

O diferencial para utilizar qualquer ferramenta está na conexão com a Espiritualidade. Por que é a partir daí que as mágicas acontecem. Somos apenas um canal. Todo o meu trabalho é com os Anjos da Criação.

9) Quais são os seus principais objetivos para o futuro?

Continuar a minha jornada expandindo cada vez mais a consciência e ser a contribuição na facilitação para outros também.

10) Deixe um recado para o leitor e uma dica, como pode ser contribuição para que ele possa se transformar?

A mente e o coração devem caminhar juntos. Tudo se torna muito mais amplo e expansivo quando considerarmos essas duas vertentes: conhecimento e Espiritualidade como uma unidade.

Entrevista 4

A última, foi minha Mentora e professora de vários cursos de expansão da consciência.

Talita Lopes, uma jovem de 35 anos, que me inspirou a escrever esse livro. Sua história de vida é muito bacana, e de superação. Tem sido muita contribuição na minha vida.

1) Fale um pouco sobre você e como foi sua trajetória sobre expansão da consciência

Olá, sou a Talita Lopes, terapeuta integrativa e recém chegada em Brasília.

Me tornei mais presente quando comecei a trabalhar com as ferramentas energéticas, onde somos colocados no espaço de maior percepção sobre nós e sobre o outro.

A busca pelo autoconhecimento de 5 anos para cá, me permitiu compreender que sem julgamentos somos melhores, sem o autojulgamento e o julgamento sobre os demais.

Meus dons e minha habilidades começaram a aflorar a partir do momento em que abandonei minhas histórias tristes que me mantiveram apegada no passado por muito tempo e também a culpa por não ter ainda o futuro tão almejado.

Todas as amarras que me colocavam no vitimismo foram liberadas quando comecei a manter minha atenção apenas no que tinha controle.

2) **O que é, para você, a expansão da consciência?**

Expandir a consciência é estar presente com tudo, é estar no agora, no hoje, no segundo presente e na permissão com tudo que existe. É sair do julgamento e conclusão, é entrar na permissão na aceitação e criar possibilidades com isso.

É o contato com o nosso Eu divino interior e o lugar onde moram todas as respostas para nossas perguntas

3) **O que a mantém motivada para seguir em frente?**

Viver para o meu propósito que é criar mais e mais possibilidades de expandir a consciência de milhares de mulheres. Para que elas possam também voltar a escolher e prosperar.

4) **Qual é a maior lição que aprendeu até agora?**

A maior lição da minha vida é saber que não existem culpados e que somos criadores da nossa realidade. Eu amo a frase "daqui pra frente" e sempre me apoio nisso sempre.

5) **De que forma os conteúdos digitais podem ajudar as pessoas a se manterem motivadas?**

Como criadora de conteúdo, acredito que podemos transmitir aconchego e paz através das nossas mensa-

gens. Somos um canal principalmente para os momentos de aflição das pessoas.

Às vezes uma mensagem pode salvar alguém.

6) **O que os outros podem aprender com sua experiência?**

Com o que sei posso levar as pessoas a percorrerem por um caminho mais curto em busca de autoconhecimento. Eu facilito o processo através dos meus cursos e programas.

7) **Por que você decidiu criar conteúdos digitais sobre este tema?**

Por que eu vivenciei e experienciei muito sobre consciência e autoconhecimento. Eu aprendi em 5 anos até aqui, tudo que eu deveria já ter como base por uma vida e agora procuro trazer essas mulheres para o que eu já desenvolvi encurtando o caminho de cada uma.

8) **Quais são os seus principais objetivos para o futuro?**

Crescer como palestrante, enviar minha mensagem ao maior número de pessoas, publicar um livro e mudar a vida de muitas mulheres através dos meus cursos e materiais.

19.

BENEFÍCIOS DE EXPANDIR SUA CONSCIÊNCIA

DENISE DE ASSIS OLIVEIRA

A importância de expandir a consciência é que, quando o fazemos, tudo muda na nossa vida. Estamos mais abertos para infinitas possibilidades e vemos o mundo com um olhar novo. Começamos a entender que somos seres limitados e, ao mesmo tempo, infinitos. É uma experiência transformadora que nos leva a uma vida mais plena e gratificante.

A expansão da consciência é algo tão vasto, que confesso que desde que comecei a escrever esse livro, eu relia e queria mudar algo, para meu primeiro livro, foi uma tarefa difícil, mas aprendi muito em cada capítulo, também foi um aprendizado muito grande, compartilhar meus ensinamentos com outras pessoas e com a querida Raquel, aprendi muito com ela, fazer um livro em coautoria parecia impossível, difícil, e as vezes eu desanimava, e íamos nos incentivando e assim expandindo nossa consciência

Sempre aprendo com cada aluno, cliente e cada um faz com que eu expanda cada dia mais minha consciência.

Quais os benefícios de investir em exercícios para expandir sua consciência? Exercitar a mente pode trazer inúmeros benefícios, como aumentar a capacidade de concentração, melhorar o humor e diminuir o estresse. Além disso, praticar atividades que envolvam a *mindfulness* (atenção plena) também pode ajudar a expandir a consciência. Esses exercícios são uma ótima maneira de se conectar com o presente e silenciar os pensamentos negativos. Como resultado, você fica mais tranquilo e atento às coisas boas que estão acontecendo na sua vida.

A consciência é a base de todas as experiências que vivemos. Sem ela, não seríamos capazes de ter qualquer tipo de experiência. A consciência é o que nos permite estar presentes no momento, é o que nos dá acesso às nossas memórias e às nossas emoções. Quando expandimos a consciência, estamos permitindo que todas essas experiências se tornem mais completas e intensas.

Mas como podemos expandir a consciência? Existem diversas maneiras de se fazer isso. Uma delas é através da meditação. A meditação nos ajuda a focar a mente no presente, o que nos permite ter uma experiência mais intensa do momento. Além disso, a meditação também pode nos ajudar a ter um maior controle sobre as nossas emoções, o que nos permite experimentá-las de forma mais plena e intensa. Outra maneira de expandir a consciência é através da prática de atividades *mindfulness*, como por exemplo, a yoga ou o Tai Chi Chuan. Essas atividades nos permitem estar totalmente presentes no corpo e na respiração, o que também leva à uma maior intensidade das experiências.

Expandir a consciência irá permitir que todas as experiências que viver se tornem mais completas e intensa

A humanidade tem buscado respostas para as grandes questões da vida ao longo da história. Essas buscas tem levado muitas pessoas a expandir sua consciência, em busca de um significado maior para a vida. Se você está procurando por dicas para expandir a sua consciência, confira as 7 razões que apresentamos. Essas razões podem ajudá-lo a se conectar com algo maior do que você, e essa conexão pode trazer significado e propósito para a sua vida.

Ao longo da história, a humanidade tem buscado respostas para as grandes questões da vida. O que é o significado da vida? De onde viemos? O que acontece quando morremos? A ciência e a religião têm tentado dar respostas a essas perguntas, mas muitas pessoas ainda se sentem insatisfeitas. É por isso que muitos buscam expandir sua consciência para além do mundo físico e encontrar respostas para essas questões existenciais.

Existem muitas maneiras de expandir sua consciência e cada um de nós deve encontrar o caminho que melhor se adapta às nossas necessidades. Mas por que você deveria expandir sua consciência hoje? Aqui estão sete benefícios:

1) Aumentar a sua consciência te permitirá ter uma vida mais plena e gratificante.

A consciência é a capacidade de estar presente no momento, de ser consciente dos seus pensamentos, sentimentos e ações. Quando você aumenta a sua consciência, você se torna mais consciente das coisas que estão acontecendo ao seu redor e dentro de você. Você começa a ver as coisas com mais clareza e compreender o seu papel nelas. Você também se torna mais capaz de tomar decisões conscientes e ter uma vida mais significativa.

2) Expandir sua consciência por meio da meditação te dará um senso maior de propósito e significado.

Ao longo da vida, buscamos constantemente um senso de propósito e significado. Às vezes, isso pode parecer uma tarefa impossível, especialmente quando nos sentimos presos em nossa rotina diária. No entanto, há um jeito de expandir a consciência e dar um novo significado à vida: através da meditação.

A meditação é uma prática antiga que tem sido usada por séculos para aumentar a consciência. Ela nos permite conectar-nos com a nossa essência mais profunda e descobrir o que realmente importa para nós. Quando meditamos, somos capazes de silenciar a mente e permitir que o coração fale. Isso nos dá um novo senso de propósito e significado.

Existem muitas maneiras de meditar, mas todas elas têm o mesmo objetivo: aumentar a consciência. A meditação pode ser feita em qualquer lugar e a qualquer momento. Tudo o que você precisa é de um lugar tranquilo e alguns minutos para se concentrar.

3) Quanto mais consciente você for, mais capaz será de manifestar o que deseja.

A manifestação é a capacidade de materializar o que desejamos em nossas vidas. Para isso, é necessário estar consciente do que se quer. Quanto mais consciente você for, mais capaz será de manifestar o que deseja.

A consciência é a chave para a manifestação. Ela nos permite estar presentes e atentos ao que está acontecendo em nossas vidas. Quando estamos conscientes, somos capazes de ver as oportunidades e escolher o que queremos para nós mesmos.

Manifestar é um processo simples, mas requer foco e determinação. É importante ter claro o que se quer, pois isso irá guiar as escolhas que você fará ao longo do caminho. Ter uma intenção clara também irá te ajudar a manter o foco quando as coisas ficarem difíceis.

O primeiro passo para manifestar o que deseja é acreditar que isso é possível. Você precisa acreditar em si mesmo e na sua capacidade de criar a vida que deseja. Sem essa crença, fica muito mais difícil materializar os seus desejos.

Uma vez que você tenha definido o que quer e acreditado na sua capacidade de criá-lo, o próximo passo é tomar ação. Manifestar não significa apenas ficar sentado esperando as coisas acontecerem, mas sim fazer algo para torná-las realidade. Escolha um objetivo e comece a trabalhar para alcançá-lo. Não importa quanto tempo levar, o importante é começar agora!

4) Ter uma maior consciência te ajudará a lidar melhor com as dificuldades da vida.

A vida não é fácil. Todos nós enfrentamos dificuldades e problemas em algum momento da vida. Mas às vezes parece que as dificuldades são maiores do que a nossa capacidade de lidar com elas. É nestes momentos que precisamos de uma maior consciência.

Ter uma maior consciência te ajudará a lidar melhor com as dificuldades da vida. A consciência te permitirá ver as coisas de um modo diferente, com mais clareza e compreensão. Você será capaz de entender o que está acontecendo e por quê. E isso fará toda a diferença no seu modo de lidar com as situações adversas.

5) Aumentando sua consciência, você se tornará uma pessoa mais compassiva e amorosa.

Aumentar sua consciência é uma das maneiras mais poderosas de se tornar uma pessoa mais compassiva e amorosa. A consciência é a base da compaixão, pois nos permite perceber o sofrimento alheio e desejar aliviá-lo. Quando estamos conscientes, estamos presentes e atentos ao que está acontecendo ao nosso redor. Isso nos dá a oportunidade de responder de forma compassiva em vez de reagir impulsivamente.

Aumentar sua consciência também significa ter um senso mais profundo de si mesmo. Quanto mais conscientes somos, mais capazes somos de reconhecer nossas próprias emoções e necessidades. Isso nos torna mais capazes de lidar com as situações difíceis da vida de uma maneira que seja saudável para nós e para os outros.

6) Aumentar sua consciência pode lhe permitir ter experiências transcendentais e espirituais profundamente transformadoras.

Aumentar sua consciência pode lhe permitir ter experiências transcendentais e espirituais profundamente transformadoras. Isto é o que acreditam muitos especialistas, e a ciência está começando a dar-lhes razão. A consciência é a capacidade de estar atento e presente no momento, sem julgamento ou interpretação. Quando você está totalmente consciente, você pode experimentar a vida de uma maneira completamente nova e mais profunda.

As experiências transcendentais e espirituais são aquelas que nos levam além da nossa compreensão normal da realidade. Elas podem nos mostrar um mundo completamente diferente – um mundo cheio de significado e propósito. Elas também podem nos ajudar a compreender nossa verdadeira natureza e o lugar que ocupamos no universo.

A ciência está começando a compreender como aumentar a consciência pode levar às experiências transcendentais e espirituais. Por exemplo, pesquisadores da Universidade de Stanford estudaram os efeitos da meditação na atividade cerebral. Eles descobriram que, quando as pessoas meditavam, havia uma diminuição da atividade em certas áreas do cérebro associadas à interpretação e julgamento. Isso significa que as pessoas ficavam mais abertas à experiência do momento, sem serem influenciadas pelos seus preconceitos ou expectativas.

Algumas pesquisas, investigara os efeitos da oração na atividade cerebral, descobriu-se que as pessoas que oravam regularmente tinham menos atividade em áreas do cérebro associadas à autoconsciência. Isso significa que elas ficavam mais abertas à presença de Deus ou de outras forças transcendentes.

As pesquisas sugerem que há uma maneira de aumentar sua consciência para permitir que você tenha experiências profundamente transformadoras – seja por meio da meditação, oração ou outras formas de contemplação religiosa ou espiritual. No entanto, é importante notar que esses estudos foram realizados com indivíduos que já tinham uma forte crença em Deus ou em outras forças transcendentes. Portanto, não há garantias de que esses resultados sejam generalizados para todos os indivíduos.

7) Expandir sua consciência pode lhe dar uma nova perspectiva sobre a vida e o universo.

A consciência é um estado de despertar e de atenção. É a capacidade de estar presente no momento e de ter consciência do que está acontecendo ao seu redor. A consciência é o que nos permite ter um senso de self, ou seja, o que nos torna conscientes de nós mesmos como indivíduos separados do mundo ao nosso redor.

A consciência pode ser expandida através da meditação, da visualização, da oração e da reflexão. Quando expandimos nossa consciência, abrimos nossa mente para novas ideias e possibilidades. Começamos a ver o mundo e a vida de uma nova perspectiva.

Expandir sua consciência pode lhe dar uma nova perspectiva sobre a vida e o universo. Você pode começar a ver as coisas de uma maneira diferente, com mais compreensão e aceitação. Você pode começar a ver as coisas como elas realmente são, sem julgamentos ou preconceitos.

Espero que ao ler esse livro, e principalmente esse capitulo, você tenha motivos e dicas para expandir sua consciência e que os 7 benefícios, te ajude. E o melhor de tudo é que você tem um livro pra te ajudar nessa jornada! Se quiser, pode usar as dicas desse livro para expandir sua consciência e descobrir novas possibilidades para o seu presente e o seu futuro.

20.
EXERCÍCIOS PODEROSOS PARA O SEU COTIDIANO

DENISE DE ASSIS OLIVEIRA

Primeiramente, desenvolver uma consciência mais ampla é importante por vários motivos. Pode nos ajudar a lidar com as dificuldades da vida, aumentar a compaixão e a compreensão e até mesmo melhorar as relações interpessoais. Além disso, quando estamos conscientes, somos mais capazes de controlar nossas emoções e comportamentos. Isso significa que podemos nos tornar pessoas mais equilibradas e bem-sucedidas.

Os benefícios dos exercícios são inúmeros, e expandir a consciência é um deles. A chave para um cotidiano bem-sucedido está em manter a mente aberta e focada.

Nesse capitulo, meu objetivo é trazer ao leitor exercícios poderosos que ajudem o mesmo a expandir sua consciência e trazer clareza na vida, você aprenderá sobre:

- Alguns dos principais exercícios para expandir sua consciência; e
- Como esses exercícios podem transformar o seu dia a dia.

Por que investir em exercícios para expandir sua consciência vale a pena?

Eles nos ajudam a relaxar e a concentrar-nos, libertando nossa mente do *stress* diário. Além disso, fortalecem nossa capacidade de lidar com as emoções, pois nos permitem processar e entender melhor o que estamos sentindo. Os exercícios de consciência também aumentam nossa criatividade, pois estimulam o funcionamento das áreas do cérebro responsáveis pelo pensamento criativo.

A consciência é um estado de plena consciência e atenção. Quando estamos conscientes, somos capazes de processar e interpretar as informações que recebemos através dos nossos sentidos. A consciência também nos permite ter um senso de consciência do nosso corpo e do nosso entorno.

Quer ter um cotidiano mais bem-sucedido? Então, talvez seja hora de expandir sua consciência. Isso mesmo! Ao desenvolver sua consciência, você pode se tornar mais consciente das escolhas que faz e das consequências que elas podem trazer. Você também pode se sentir mais focado e motivado, o que certamente o ajudará a alcançar seus objetivos.

Além disso, ao expandir sua consciência, você poderá se conectar com uma parte de si mesmo que talvez nunca tenha conhecido antes. Essa parte de você é seu Eu Superior, seu verdadeiro Ser. Conectando-se com ele, você poderá experimentar um propósito maior e descobrir o que realmente importa na vida.

A maioria das pessoas acorda, toma o café da manhã, se arruma e vai trabalhar. Existem aqueles que mal conseguem abrir os olhos antes de enfrentar o dia a dia cheio de compromissos. No final do dia, todos estão exaustos e ansiosos pelo próximo dia de folga. Mas será que isso é realmente necessário? Ou será que existe outro jeito de viver?

Você já parou para pensar como seria se acordasse todos os dias com mais energia e disposição para enfrentar o dia? Como seria se pudesse ter mais foco e concentração no que estava fazendo? E se tudo isso fosse possível sem precisar passar horas na academia ou mudar radicalmente sua dieta?

Parece impossível, mas é exatamente isso que os exercícios de expansão da consciência podem proporcionar. Esses exercícios são poderosos porque permitem que você acesse um estado mental superior, onde é possível lidar com as demandas do dia a dia com mais facilidade. Além disso, quando você está em um estado mental elevado, as coisas simplesmente fluem melhor na sua vida. Você começa a atrair situações positivas e as coisas boas simplesmente acontecem com mais frequência.

Os exercícios de expansão da consciência são simples, mas requerem disciplina e constância para serem praticados regularmente. No início, você pode não perceber grandes mudanças, mas com o tempo vai notando pequenas melhorias em sua vida. Essas melhorias vão se acumulando até chegar um momento em que você percebe que sua vida mudou completamente. É nesse momento que você percebe o verdadeiro poder dos exercícios de expansão da consciência!

Ter consciência é ter a capacidade de estar presente no momento, de prestar atenção ao que está acontecendo aqui e agora. É o primeiro passo para uma vida bem-sucedida, pois só podemos alcançar o sucesso se estivermos totalmente concentrados em nossas metas.

A boa notícia é que qualquer pessoa pode desenvolver sua consciência através de exercícios diários simples, como a meditação, por exemplo. Outras técnicas que também podem ajudar são o yoga e a visualização criativa. Experimente diferentes abordagens e encontre aquela que melhor se adapta a você. O importante é fazer um esforço consciente para expandir sua consciência e levar uma vida mais plena e realizada.

Exercitar a consciência traz diversos benefícios para o corpo e para a mente. Além de auxiliar no controle da ansiedade e no combate à depressão, também é uma ótima forma de relaxamento. Dessa forma, investir em atividades para expandir a consciência pode ser extremamente benéfico para quem deseja ter um estilo de vida mais tranquilo e bem-sucedido.

A consciência é um estado de despertar e de atenção plena. A consciência é o que nos permite estar presentes no aqui e agora. Quando estamos conscientes, somos capazes de ver o mundo com mais clareza e ter uma compreensão mais profunda das coisas. A consciência também nos permite ter uma experiência mais rica e significativa da vida.

"Exercitar a consciência traz diversos benefícios para o corpo e para a mente. Além de auxiliar no controle da ansiedade e no combate à depressão"

Os exercícios físicos são uma ótima maneira de expandir a sua consciência. Ao se exercitar, você fica mais presente no seu corpo e na sua respiração. Você também fica mais consciente dos seus pensamentos e sentimentos. Além disso, os exercícios físicos ajudam a reduzir o stress, a ansiedade e a depressão, que podem bloquear a sua consciência.

EXERCÍCIOS PARA EXPANDIR SUA CONSCIÊNCIA

Quando pensamos em exercícios físicos, muitas vezes nos vem à mente a ideia de levantar pesos ou fazer musculação. Mas há um tipo de exercício que é frequentemente esquecido, mas que pode ser extremamente poderoso: o exercício da consciência.

A consciência é a chave para um cotidiano bem-sucedido. Quanto mais conscientes somos, mais atentos estamos ao que está acontecendo ao nosso redor e melhor conseguimos lidar com as situações.

Exercitar a consciência pode parecer um conceito vago, mas existem alguns exercícios concretos que podem te ajudar a expandir sua consciência e torná-la mais aguçada.

Existem muitas maneiras diferentes de expandir a sua consciência. Aqui estão alguns exercícios que podem ajudar:

1. **Atenção plena:** preste atenção total à sua respiração, desde o momento em que ela entra até o momento em que ela sai. Sinta o ar movendo-se pelo seu corpo e observe os seus pensamentos sem julgá-los ou tentar controlá-los. Apenas deixe-os ir e vir como nuvens no céu.

2. **Registre os seus sonhos:** mantenha um caderno de sonhos perto da cama e anote todos os seus sonhos assim que você acordar – mesmo os mais bizarros ou triviais. Escrevendo-nos fixa os detalhes em sua mente e pode te ajudar a perceber padrões ocultos em sua vida.
3. **Observe as pessoas:** escolha uma pessoa aleatória na rua e preste atenção nela por um tempo – observe como ela anda, fala, se expressa e interage com o mundo à sua volta. Tente não julgar nem analisar, apenas observe com curiosidade neutra.
4. **Pratique a meditação:** A meditação é uma ótima maneira de se concentrar na sua respiração e no presente. Quando você se concentra na sua respiração, isso ajuda a desacelerar o seu ritmo cardíaco e a reduzir o stress. Também pode ajudá-lo a ter uma maior consciência do seu corpo e das suas emoções.
5. **Faça yoga ou outro tipo de exercício:** O yoga é uma ótima maneira de alongar o corpo e relaxar a mente. Também pode ser uma ótima forma de exercitar os músculos que raramente usamos no nosso dia a dia. - Outros tipos de exercícios, como Tai Chi, Qigong e Yoga também podem ser úteis para expandir a sua consciência corporal.
6. **Experimente as técnicas de respiratória:** Uma boa respiração é essencial para manter o corpo funcionando da maneira correta. Aprender técnicas de respiração adequadas pode ajudá-lo a reduzir o stress, melhorar a circulação sanguínea e até mesmo diminuir as dores nas costas e nas articulações.

Algumas técnicas respiratórias simples que você pode experimentar incluem o box breathing e o diaphragmatic breathing.

7. **Concentre-se em um objeto:** Selecione um objeto simples, como uma pedra, uma flor ou uma vela, para concentrar toda a sua atenção por alguns minutos por dia. Feche os olhos e visualize o objeto com todos os seus detalhes por trás dos olhos fechados antes de abrir os olhos novamente e continuar com o seu dia normalmente
8. **Pratique a meditação:** concentre-se na sua respiração e tente limpar a sua mente de todos os pensamentos. Respire profundamente e de forma tranquila.
9. **Faça exercícios físicos regulares:** alongue-se, corra, nade ou faça qualquer outro tipo de atividade que lhe traga prazer e disponha de tempo para se concentrar em seu corpo e em sua respiração.
10. **Escute música relaxante:** escolha uma música que goste e deixe que ela o leve a um estado de relaxamento profundo. Deite-se confortavelmente e feche os olhos enquanto escuta.
11. **Passe tempo ao ar livre:** caminhe na natureza, sinta o vento no rosto e contemple as paisagens à sua volta. Deixe que os sons da natureza entrem em sua mente e o ajudem a relaxar.

Os exercícios físicos também podem transformar o seu dia a dia. Ao se exercitar regularmente, você pode se sentir mais energizado, motivado e focado. Você também pode se sentir mais confiante e capaz de enfrentar os desafios do dia a dia. Além disso, os exercícios físicos podem melhorar a sua saúde mental e física, o que pode levar a uma vida mais longa e saudável.

Esperamos que com esse guia você tenha clareza como expandir sua consciência com exercícios na prática. Lembre-se de que é importante realizar esses exercícios diariamente para obter o melhor resultado. Pratique e seja persistente, e em breve você estará experimentando mudanças significativas em sua vida.

21 Reflexões sobre a expansão da consciência

Denise de Assis Oliveira

Para finalizar esse livro, vou fazer algumas reflexões para o leitor sobre a expansão da consciência e como eu expando a minha todos os dias

A expansão da consciência se dá quando criamos possibilidades na vida e assim vamos nos conectando com mais e mais, mais pessoas, mais liberdade e novas escolhas

Quando eu falei para um amigo muito próximo que iria escrever um livro, ele imediatamente disse: "Vai fazer algo que te dê dinheiro, livro não vai te dar dinheiro, se der vai demorar muito, vai focar em algo rápido, como atendimentos e cursos". Ele podia estar até com razão, mas como aprendi, que aquele era o ponto de vista dele e que eu não devia comprar, pois, era a opinião dele e se eu comprasse pra mim, estaria indo contra a tudo que criei e aprendi e principalmente ao meu sonho. Como disse Walt Disney "Os sonhos existem para tornarem-se realidade".

Eu aprendi a me superar sozinha, pois acredito que acima de tudo, somos nós que precisamos estar bem e nos empo-

"DEIXE PARA TRÁS
O QUE NÃO TE LEVA
PARA FRENTE"

derar diariamente, independente de marido, amigos e filhos, pois somos seres infinitos em expansão da consciência.

E sigo com esse lema deixe para trás o que não te leva para frente. Quando eu fiz minha primeira viagem para o exterior, para fazer um curso na Costa Rica, eu decidi com 3 semanas de antecedência, e não tinha sequer passaporte e nem o valor total do investimento e coloquei como meta que iria conseguir, trabalhei, divulguei cursos e muitas magicas vieram, e não contei a ninguém antes que iria, acho que isso, faz diferença: "Só pra mim, só por diversão não conte a ninguém." E tudo foi maravilhoso, assim é a vida faça escolhas e siga.

Vou citar algumas alunas de uma forma geral, sem mencionar nomes pra preservar a identidades das mesmas Uma, certa vez me contou que queria dirigir e o marido disse que ela iria se o instrutor fosse homem, e que devia era pilotar um fogão, na ocasião ela contou rindo, e que também decidiu se separar e que a vida expandiu muito mais, deixando o medo de dirigir, eu particularmente creio que o medo nos paralisa, é claro que tem muitas situações da mulher não poder se separar e envolve muitos assuntos, mas esta história me impactou bastante.

Uma outra, aprendeu a nadar com 54 anos, e atualmente é atleta, já tem 80 anos e é uma superação e inspiração para mim e muitas outras pessoas.

Tenho algumas alunas que enfrentavam desafios nos seus relacionamentos. Ao refletirem sobre o que poderiam aprimorar em suas vidas, perceberam que a relação estava se tornando demasiadamente difícil. Ao optarem pela separação, experimentaram um crescimento significativo, gerando mais oportunidades e expansão em suas vidas. Por isso, sugiro que você também faça uma análise constante da sua vida. Quando nos encontramos em situações difíceis, seja no âmbito familiar ou nos relacionamentos, a fluidez das coisas é prejudicada, e a capacidade de criar é limitada.

Veja sempre o que é verdadeiro na sua vida, pois isso que irá expandir na sua vida e sua consciência.

Algumas reflexões e sugestões:

1) Faca sempre o que for leve na sua vida
2) Se ame mais e em primeiro lugar
3) Busque sua essência
4) Seja verdadeira com você mesma
5) Esteja com você mesma, precisamos ser nossa melhor companhia

Muitas pessoas buscam a expansão da consciência na esperança de encontrar a felicidade. Mas será que é possível alcançar a plenitude seguindo apenas esse caminho? Será que o objetivo de expandir a consciência é mesmo alcançar a felicidade? Penso que não. Acho que o objetivo de expandir a consciência é descobrir quem somos, qual é nosso propósito e viver de acordo com ele. Todos temos dentro de nós uma força maior, um potencial ilimitado. Precisamos apenas acreditar nisso e buscar incessantemente essa expansão. Só assim poderemos ser verdadeiramente felizes.